JN089459

学生・教員・施設職員のための

わかりやすい介護実習のすすめ方と記録の方法

施設編

3訂版

中島朱美 著

NAKASHIMA Akemi

ふくろう出版

はじめに

　我が国の高齢化率は 2013 年で 25.1% と報告されている。2035 年には 33.4% となり 3 人に 1 人が高齢者となることが予測されている。さらに、単身高齢者や後期高齢者層の要介護者数、認知症高齢者数は増加傾向にあり、高齢者介護は誰にとっても身近な課題となり、より個別ニーズに即した支援が求められる。

　平成 19 年に「社会福祉士および介護福祉士法等の一部を改正する法律」が公布され、社会の変化と多様化するニーズに対応するための人材教育への期待は高まった。しかし、近年は介護従事者の深刻な人手不足が緊急課題となり、介護福祉士養成校にとっては専門性が評価される機会となる介護福祉士国家試験の導入が二度先送りされ、現在も先が見えない所にある。

　今後、介護従事者の需要は右肩あがりとなり、2025 年には 249 万人の介護人材の確保が求められるといった予測がされている。その一方で、介護現場では離職率の高さが目立ち、人手不足が慢性化し人材確保が困難となっている現状がある。このような中で、介護福祉士養成校は、社会の期待に応えられるような介護福祉士を誕生させるべく専門性の確保と資質の向上に向けた教育に力を注いでいる。しかし、教育現場においては学生の学習ペースはさまざまであり、個別に対応した教育方法が必要となっており、どのラインを基本として教育をすすめていくべきかについては悩む所である。

　介護福祉士養成教育の中で、学問を体系化させるための学外実習は教育の大きな柱となる。実習を充実させるための連動科目である介護総合演習を担当して実感することは、教育者の視点もさることながら学生の視点で学ぶべき物事をとらえてもらい、わかりやすい指導のもと確実に実習課題を達成してもらうことが必要であるということである。誰もが理解しやすく、実践への自信にむすびつけられるような実習教育の方法はないものかと常々考えていた。特に学生が最も苦手とする"記録"について、いかにわかりやすくまとめる力を身につけてもらえるかといったことは、教育者の課題であるといえる。

　そこで、学生が苦手意識をもたずに学外実習にとりくめ、充実した記録が簡単に書ける方法をワン・ツー・スリーのステップでまとめ、未来の介護福祉士へのエールをこめて紹介させていただくこととした。

　なお、このテキストは、学生はもちろん教員や実習先施設の実習担当者の教育視点に共通性をもたせ教育をすすめていくことができ、教育現場と実習現場との教育内容の温度差をなくすために活用できるツールのひとつとしても参考にしていただければ幸いである。

2015 年 3 月 1 日　著者

目　　次

様式資料 ・・・ *83*

おわりに

[様式目次] ・・・・・・・・・・・・・・・・・・・・ ※（　）内は巻末の様式資料

Ⅰ．介護実習のねらい

１）新カリキュラムにおける介護実習のねらい

　平成 21 年度より、介護福祉士養成カリキュラム課程において新カリキュラムが施行された。このカリキュラムでは、「人間と社会」「介護」「こころとからだのしくみ」の3領域で編成されており、介護実習はカリキュラムの中核となる「介護」領域に位置づけられている。この「介護実習」のねらいについては次のようになっている。

　　①　個々のリズムや個性を理解するという観点から、さまざまな生活の場において個別ケアを理解し、利用者・家族とのコミュニケーションの実践、介護技術の確認、多職種協働や関係機関との連携を通じてチームの一員としての介護福祉士の役割について理解する学習とする。

　　②　個別ケアを行うために、個々の生活リズムや個性を理解し、利用者の課題を明確にするための利用者ごとの介護計画の作成、実施後の評価やこれを踏まえた計画の修正といった介護過程を展開し、他科目で学習した知識や技術を総合して、具体的な介護サービスの提供の基本となる実践力を習得する学習とする。

　カリキュラム改正における「介護実習」では、要介護者や要支援者の生活の場を広く理解することが求められるようになった。介護の現場は高齢者、障がい者（児）を含め多様であり、施設や機関によって支援の目的や方法もそれぞれちがいがみられ、個々の生活リズムを尊重した個別ケアが求められる。したがって、多様な生活の場への理解とサービス利用者への個別理解や個々への生活支援技術の展開方法についてより広い視点で学習することが専門職として求められているといえる。

　また、個々の生活課題への展開過程を理解するための学習としての、個別介護計画の実践については、旧カリキュラムからの変更はない。ただ、介護計画をすすめるための学習科目として「介護過程」を位置づけており科目間が連動した学習体系が構築されたことの意味は大きい。

　介護実習では、学内で学んだ専門的な知識や隣接する学問に対する知識や理解をさらに深める機会となる。また、理論に裏づけされた技術を実践現場において繰り返し行うことで専門的知識や技術を体系的に学ぶことを目指している。

２）介護実習の区分と配属先

　次に、介護実習の配属先について述べる。旧カリキュラムが各学習段階を踏まえた連続性のある学習体系であったのに対し新カリキュラムでは、多様なサービス機関における個々の生活を理解するために、より多くの介護現場において実習体験をすることを目的として「実習Ⅰ」を、個別介護計画の実践のためにある程度まとまった期間で集中的にじっくり関わる実習を「実習Ⅱ」として分けている。

「介護実習Ⅰ」は、「利用者の生活の場である多様な介護現場において、利用者理解を中心とし、これに併せて利用者・家族との関わりを通じたコミュニケーションの実践、多職種協働の実践、介護技術の確認等を行うことに重点を置く」ものであり、「介護実習Ⅱ」は、「一つの施設・事業所において一定期間以上継続して実習を行い、利用者ごとの介護計画の作成、実施後の評価や、これを踏まえた計画の修正といった一連の介護過程の実践に重点を置く」こととされている。なお、介護実習に係る時間数の３分の１以上を「介護実習Ⅱ」に充てることとされている。

　学生を配属する実習施設・事業者については、「厚生労働大臣が別に定めるもの」として以下の施設・事業所が定められている。

　　一　児童福祉法に規定する知的障害児施設、知的障害児通園施設、盲ろうあ児施設、肢体
　　　　不自由児施設、重症心身障害児施設及び指定医療機関

　　二　生活保護法に規定する救護施設及び更生施設

　　三　老人福祉法に規定する老人居宅生活支援事業並びに老人デイサービスセンター、老人
　　　　短期入所施設、養護老人ホーム及び特別養護老人ホーム

　　四　介護保険法に規定する指定居宅サービス（訪問リハビリテーション、居宅療養管理指
　　　　導、福祉用具貸与及び特定福祉用具販売を除く。）を行う事業所、指定地域密着型サー
　　　　ビスを行う事業所、指定施設サービスを行う施設、指定介護予防サービス（介護予
　　　　防訪問リハビリテーション、介護予防居宅療養管理指導、介護予防福祉用具貸与及び
　　　　介護予防特定福祉用具販売を除く。）を行う事業所及び指定介護予防地域密着型サー
　　　　ビスを行う事業所

　　五　障害者自立支援法に規定する障害福祉サービス事業及び障害者支援施設

　　六　労働者災害補償保険法（昭和二十二年法律第五十号）に規定する被災労働者の受ける
　　　　介護の援護を図るために必要な事業に係わる施設であって、年金たる保険給付を受給
　　　　しており、かつ、居宅において介護を受けることが困難な者を入所させ、当該者に対

し必要な介護を提供するもの

七　身体上又は精神上著しい障害があるために常時の介護を必要とし、かつ、居宅におい
　　てこれを受けることが困難な原子爆弾被爆者を入所させ、養護することを目的とする
　　施設

3）介護実習の具体的な目標

　「介護実習Ⅰ」と「介護実習Ⅱ」の実習目標として、以下の内容があげられる。この目標に関しては、実習評価表に評価項目として反映させることが望ましい。

(1)　「介護実習Ⅰ」と「介護実習Ⅱ」の共通目標

　「多様な生活の場における個々の生活リズムや個性を理解し、介護技術の基礎的な実践をとおして対象者への介護支援の具体的な展開方法や介護福祉士の役割について学ぶ」

　「多職種協働や関係機関との連携の実際について理解し、チームの一員としての介護福祉士の役割について学ぶ」

　以上の柱から、具体的な目標を示す。

①　施設及び機関の概要とそこに働く職員の業務内容および役割について理解する。

②　人権擁護とプライバシーを尊重した態度を養い、個人情報の遵守を徹底することができる。

③　利用者や家族への基本的な関わり方やコミュニケーション方法について学ぶ。

④　利用者の個別性と個々の生活リズムへの理解を深めることができる。

⑤　安全（リスクマネジメントへの理解）と自立に基づいた日常生活の基礎的な支援方法について学ぶ。

⑥　個々のニーズに応じた介護技術の展開ができる。

⑦　個々に応じた福祉用具の知識や活用方法について理解する。

⑧　多職種や関連機関に対する理解と連携、調整の具体的な方法について学ぶ。

⑨　申し送りやカンファレンスに参加し、チームの一員としての役割と責任につ

いて理解する。

⑩　さまざまな運営プログラムへの参加や変則勤務体験をとおして、日常生活支援の全体的な流れを理解する。

⑪　地域にて活用できる社会資源への理解と利用者に適した社会資源の選択や調整方法について学ぶ。

⑫　施設・機関で活用されているさまざまな記録への理解と目的に応じた実習記録を適切な表現を用いて記入することができる。

(2)「介護実習Ⅱ」のみに該当する目標

　「個別ケアを行うための利用者の生活課題を明確にし、介護計画に沿った介護過程の展開ができる」

　「専門及び関連科目から得た知識や技術の統合による支援を展開し、介護福祉士としての専門性の発揮と実践力を身につける」

　以上の柱から、具体的な行動目標をあげる。

①　個別援助計画への理解ができる。

②　対象者への介護計画の立案と実践、評価をとおして、個別性に配慮した介護過程の展開方法について学ぶ。

③　学内で学んだ知識や技術を総合し、専門的な介護を提供できる力を養う。

④　介護福祉士の専門性を理解し、専門家としての自己を客観的にみつめることができる。

Ⅱ．実習前の準備

1）事前学習とオリエンテーション

(1) 事前学習

　実習を行うにあたって実習先への十分な理解がなければ、学生は実習に対して強い不安を感じるであろうし、実習への具体的なイメージも膨らまず実習意欲は向上しない。したがって、事前に実習先に対する情報の把握や理解は非常に大切な学習のステップとなる。しかし、学生にとって"調べもの"は法的根拠がどこにあるのか、知りたい情報がどの文献に載っているのか等、内容によっては多くの手間や時間が必要となる。そのような事前学習を学生が苦痛とすることなく興味を持って取り組んでもらうことが大切だが、教員側があらかじめ用意した学習すべき内容を提示するだけでは、なかなか学習意欲がわかないものである。もちろん、実習指導を行う手前、教員が最低限これだけは調べて欲しい、理解して実習に臨んで欲しい内容がある。あらかじめ知るべきことがらについて提示することで事前学習項目に"もれ"のないように指導していくことの重要性を否定するつもりはない。しかし、教育とは楽しいもので、あえて学生に"何が知りたいのか"を聞いてみることから始めると、最終的に教員側が望んでいる学習内容を十分におさえてくれているのである。学ぶ主体は学生であるため、自身が学習課題を設定することによって意欲的に学習はすすんでいく。最後に不足部分については「この部分はどうなっているのだろう」と充足すべき内容について投げかけてみればいいのである。

　そうはいっても、"何を知りたいのかさえわからない"学生のために、以下に事前学習に最低限必要な情報について示しておこう。

①　施設理解（根拠法・設置主体・役割・構造や設備・具体的な業務内容）

②　利用者理解（入所要件・利用料・日課）

③　職員の人員配置と役割

④　施設が抱える課題や現状

　これらを調べる方法には「福祉小六法」、「国民の福祉の動向」をはじめ、関連文献や自治体や施設が作成しているパンフレット、インターネットでの情報活用等がある。しかし、インターネットによる情報収集に関しては、情報の発信元が公共団体や社会的に承認されている信頼の得られるところへのアクセスを心がけて欲しい。個人や各種団体等からはさまざまな情報が個別に発信されていたりするが、一般化してそうであるのかについては保証できない場合がある。

　また、学習をすすめるなかで、さまざまな法律について理解することが必要となることがわかる。社会福祉法をはじめ高齢者の施設や事業所であれば介護保険法や老人福祉法、障害者支援施設であれば障害者総合支援法等である。こちらに関しては、関連科目で学ぶ知識とともに「福祉小六法」をフルに活用し、補足的資料として自治体が市民向けに発行している「介護保険制度」、「障害者福祉サービスガイド」等といったリーフレットがわかりやすく参考になるため、できるだけ入手して活用するとよいであろう。

(2)　オリエンテーション

　ここでは、実習を開始する前の施設での事前訪問時のオリエンテーションの意義や受け方について述べていく。

　オリエンテーションは、実習事前準備の段階である。実習先までの経路や公共交通機関とその発着時間や所要時間等、事前に下調べを行った内容に不都合がないかを確認する機会でもある。このオリエンテーションでは、現場に足を踏み入れることで実習先や利用者の理解、日課や実習内容を大まかに確認することができる。また、実習指導者との打ち合わせにより、実習スケジュールや日々の担当者および実習内容等の確認とともに実習目標の提示によってどのような学習が可能になるのかを相談することで、具体的な実習の方向がみえてくる。それによって、実習への不安感の軽減と実習のモチベーションの向上につなげていくことができる。

　オリエンテーションを受けるにあたっては、実習前に事前学習で行った学習内容に加え、実習先施設・機関に関連のある文献や資料にも十分に目を通し、現状把握や課題等の知識を深めておくことで、実習先へのイメージがわきやすくなる。また、実習目標を明確に示すことで、目標の到達に向けてどのような動きができるのか、あるいはすべきかが組み立てやすくなる。

　ここで、特に注意したいのが、実習先の運営方針や注意事項である。実習生であっても、実習中はその施設のルールに則って実習をすすめさせていただき、利用者や職員に迷惑がかからないようなスタンスで臨まなければならない。面会者や訪問者にとっては、学生と職員との判別がつかないため、実習生の態度によっては実習先の評価に影響を与えてしまうことになりかねないからである。したがって、運営方針をよく理解し定められた内容や諸注意事項に関しては遵守し、慎重にあたらなければならない。

２）実習前の準備と実習の心がまえ

(1) 実習前の準備

　ここでは、実習前の準備として、健康診断書等の提出や個人情報保護に関する誓約書や介護支援時の同意書の意義、実習にあたっての留意事項等について述べる。

　最初に、腸内細菌検査結果（食中毒菌の検査には、赤痢・サルモネラ・O-157、がある）の提出の必要性であるが、食事を提供している調理部門では、食品取り扱い従事者の定期的な保菌検査（検便）が実施されている。これは、感染症に分類される重要な食中毒菌の健康保菌者を未然に早期発見し、中毒発生のリスクを低減させることを目的としている。

　学生は実習の中で、食事介助やおやつ介助、水分補給を含め利用者の飲食場面に直接関わっていく。そのため利用者の健康に影響を与えやすい立場にあるといえよう。また、場合によっては、多職種体験として厨房に入り、調理部門の業務を体験する機会を得ることもあろう。施設内には抵抗力や免疫機能が低下している利用者も多く、介護者を介して細菌感染を引き起こすことは避けなければならない。利用者の健康管理が第一であり、事前に細菌を保有していないことを前提として上記の介護実践ができるのである。また、健康診断書の提出を求められることもある。実習先としては実習生を引き受ける以上、責任を持って指導にあたることとなる。健康診断書の提出が要求されない場合であっても、疾病等を抱えている学生がいれば、実習受け入れ体制に配慮を必要とする場合があるため、実習中に体調の変化や活動に制限がある、あるいは何らかの心配や不安要因を抱えている学生は円滑に実習がすすめられるよう、個人的に時間を設けて事前に指導者と相談しておくことが望ましい。

　次に、利用者の個人情報保護に関する誓約書および同意書の準備について述べたい。いうまでもなく、介護を含めた社会福祉サービスでは、業務上、多くの方々の個人的な情報を取り扱うことになる。プライバシーの保護は遵守すべき事項であり、平成22年に最終改正された「社会福祉士及び介護福祉士法」（昭和62年12月15日政令第402号）には、義務規定の秘密保持義務があり違反者には、「1年以下の懲役または30万円以下の罰金に処する」と明記され、個人情報の漏えいに対しては罰則規定が設けられている。

　また、「個人情報の保護に関する法律」（平成15年法律第57号）が、2003年に全面施行となっている。この法律が施行された背景は、プライバシー等の個人の権利利益侵害の危険性や不安感の増大に対する方策の必要性である。この法律の第一章の目的

では、以下のように示されている。

『第一条　この法律は、高度情報通信社会の進展に伴い個人情報の利用が著しく拡大していることにかんがみ、個人情報の適正な取り扱いに関し、基本理念及び政府による基本方針の作成その他の個人情報の保護に関する施策の基本となる事項を定め、国及び地方公共団体の責務等を明らかにするとともに、個人情報を取り扱う事業者の遵守すべき義務等を定めることにより、個人情報の有用性に配慮しつつ、個人の権利利益を保護することを目的とする。』

　利用者の権利擁護を徹底する視点からも、専門職としての職業倫理を十分、心得たうえで支援したいものである。養成校が個人情報保護に関する取り決めをどのように学生に伝え準備しているのか、また、学生自身の個人情報の取り扱いについても実習に関わる教員や指導者間で共通認識しておく必要がある。

　別紙1は、個人情報に関して学生や教員、実習先の指導者がどのように取り扱うのかについて記載したものである。また、実習オリエンテーション時に提出する様式1の「誓約書」と個別介護計画の実践時に使用する様式2の「介護実習　介護支援同意書」は、個人情報の遵守に関連する提出書類である。個人のプライバシーを守るということは、責任が伴い福祉専門職として重要な要素であることを、学生の段階から徹底して教育することは重要である。

　　＜別紙1＞
　　【介護実習を行うにあたっての個人情報の取り扱いに関する注意事項】

1．実習施設・機関および利用者に対する個人情報の取り扱いについて
　　実習中は、学生が介護支援に関わる学びを深めることを目的として、利用者の個人情報の提供をお願いする場合があります。しかし、これらの情報については、以下の内容に従い、適正かつ公正に取り扱うこととします。また、あらかじめ実習施設に対し、個人情報保護についての誓約書を交わすことで個人情報保護の遵守を徹底します。

1）個人情報の利用目的
　　個人情報は以下の目的以外には使用しません。
　(1) 日々、実践した実習内容や利用者との個別的な関わりを深め考察することにより、自己の行動を振り返るための資料。
　(2) 学内での学習内容の共有。

(3) 個別介護計画の学習。

(4) ケーススタディへの活用。

2）学生への教員の指導内容

　　情報の漏洩は不法行為であることを認識させ、学生が実習期間中に知り得た情報については秘密義務を遵守することを徹底します。

(1) 契約書を記入し、実習施設へ提出します。

(2) 個別介護計画の展開に必要な情報収集については、あらかじめ対象となる利用者に十分な説明を行い、同意書を交わしたうえですすめます。ただし、利用者の判断能力に疑義が生じる場合は、施設・機関の責任者や保護者との協議のうえ、必要に応じて代理同意人として署名をいただきます。

(3) 個人記録には個人が特定される情報は記載せず、固有名詞にはイニシャルを用います。

(4) 実習記録は原則コピーしません。コピーが必要な場合には、理由を述べ実習施設の許可のもとコピーさせていただきます。

(5) 実習記録の紛失や散逸に注意し、第三者の目に触れないようにします。

(6) 介護実習、介護実習指導以外の目的には使用しません。

(7) 不必要な書類はシュレッダーにかけます。

(8) 実習終了後も記録物の取り扱いに注意します。

2．学生に対する個人情報の取り扱いに関する確認事項

1）施設・機関の対応

(1) 実習生個人票のコピーは禁止とし、実習終了後は速やかに返却します。

(2) 返却書類は腸内細菌検査、実習生個人票等個人の情報を記載した書類すべてを対象とします。

(3) 学生の記録物等、書類に関して実習を引き受けるにあたり、必要とされる目的以外の使用はしません。

2）教員の対応

(1) 実習担当者として、担当学生の必要とされる情報を事前に得ることがありますが、指導中はその情報の取り扱いに十分注意し、実習終了後はシュレッダーにかけます。

(2) 施設から返却された個人の情報を記載した書類は、シュレッダーにかけます。

様式1

誓約書

令和　　年　　月　　日

＿＿＿＿＿＿＿＿＿＿＿　様

〇〇大学
〇〇学部　〇〇学科
学生氏名　＿＿＿＿＿＿＿＿＿　㊞

　私は、貴施設での実習中、職員に準じて服務規程、管理規定および防災規定を遵守し、施設長、施設職員の指示に従い、誠実かつ公正に実習を遂行するとともに、怠慢、不品行その他信用失墜等によりご迷惑をおかけしないことを誓います。

　また、実習上知り得た事項について、実習期間中および実習期間終了後においても決して他に漏らさないことを誓います。

様式2

介護実習 介護支援同意書

　　○○大学
　　　○○学部○○学科　　　　　　学生＿＿＿＿＿＿＿＿＿＿＿様

　私は、○○大学 ○○学部 ○○学科における介護実習の説明を
受け、上記学生が実習期間中、私の受け持ちとなり、介護支援を
行うことについて納得したので同意します。

令和　　　　年　　　　月　　　　日

　　　　　利用者氏名＿＿＿＿＿＿＿＿＿＿＿＿＿＿＿＿＿

　　　　　代理同意人氏名＿＿＿＿＿＿＿＿＿＿＿＿＿

(2)　実習の心がまえ

　次に、実習にあたっての心がまえについて述べる。心がまえとしてまず大切なのは、規律や礼儀を守ることである。実習生であるとともに、組織の中の一員として身を置くのであるから、社会人としての基本的なルールを守らなければならない。したがって、挨拶や身だしなみに気をつけ、実習開始時間を厳守することを心がける。しかし、体調不良や交通事情等によって、やむなく遅刻、あるいは欠席をするときは、しかるべき所へ連絡を入れなければならない。連絡のない遅刻や早退、無断欠席はしないこと。実習に対する責任感や誠実性、モラルは徹底されたい。

　実習中は携帯電話の使用や実習生同士の私語は慎み、実習に集中すること。また、勝手な自己判断は利用者や支援者にとってマイナス要因となる可能性もあるため避ける。メモについては、記憶があいまいにならないためにも必要であるが、利用者の目の前でとらないでほしい。日常生活を監視されているようで、不安感や不信感を招くことになりかねない。

　実際に事業展開している現場へと赴くわけである。利用者や職員は、日課に沿って支援を提供している。そのうえで実習生を引き受け指導にあたることになるため、ただでさえ忙しい業務の合間に、学習する機会を提供していただくのであるから「意欲的」かつ「謙虚」な姿勢で臨んでほしい。「意欲的」とは、目的意識を持って取り組むこと。職員に対し、遠慮して質問や要望等を控えるより、積極的な質問や意思表示をしてほしい。どちらが、実習に取り組む姿勢に積極性がない、あるいはあるように受け止められるのかは明確であろう。目指す目的があれば体や口は動くであろうし、意思表示がみられて当然なのである。逆に、消極的になってしまうと得られるものも少なくなる。一方で「謙虚」であるということは、何を指すのか。遠慮や物静かさといった実習姿勢ではなく、謙虚に聞く耳を持つ、指導者の指示を受けるということである。ややもすると、学校で学習してきた内容と実践現場に差異が生じた場合、実習生にはその支援方法等に対する今までの過程や経緯がわからない中で安易に判断してしまう傾向や危険性を有している立場にあるということ。つまり、「やり方がおかしいのではないか」といった批判的な受け止め方である。学校が正しい方法を教授しているのであるから「こうあるべきだ」と判断してしまいがちになるが、基本を応用させ試行錯誤しながら個別に適応させた結果であったり、さまざまな限界からより良い方法を探った結果であるということも理解すべきであろう。短絡的な解釈をする前に、「なぜ」そのような方法をとっているのかについて、実習生同士でまずは論議しあうこと

で学習は深まっていく。

　最後に、職業人としてまた専門職としてあるべき姿を理解する意味においても、実習前には必ず、社会福祉士及び介護福祉士法や日本介護福祉士会の倫理綱領等にも目をとおしておきたいものである。

Ⅲ．介護実習のすすめ方とワン、ツー、スリー で書ける記録の方法

実習記録には、個人のプロフィールと実習目標を明記した個人票やオリエンテーション終了時の報告書、施設の概要、日々の記録、プロセスレコード、介護計画、実習の振り返り記録等さまざまなものがあり、養成校によって種類や記載様式も若干異なりそれぞれに特色がある。しかし、いくつもの養成校から実習生を受け入れている施設としては、可能な限り統一性を持たせてあった方が、指導内容や方法、コメントの記述箇所や押印箇所に混乱しない。そうはいっても各養成校の独自性や教育方法の攻め方もそれぞれに工夫がされているため、そのあたりを均質化していくことは難しいといえる。

　記録は、思いを文章化していくことに苦手意識を感じている学生にとっては苦痛であり、特に日々の記録は実習を終えてからの記入（実習先によってはその日に記入し提出）となり、時間的にも精神的にもかなり負担のかかるものとなる。また、指導者や教員にとっても記録に対する指導は個別に行わなければならず、時間を要する指導内容でもある。したがって、実習事前指導の中で記録の記述方法について十分に学生が理解できるような事前指導が必要となる。

　ここでは、実習において必要とされる記録の書式を紹介し、誰でもコツさえわかれば簡単に書け、記録に対する苦手意識をなくすような記録方法について述べていく。つまり、テクニックさえつかめば、ワン、ツー、スリーで記録が書けるといったスリーステップを用いながら考えを整理し順序立てて記載できる方法を伝えたい。しかし、自分の考えや思いを表現し文章化するのには個々によって得手不得手があるため、どのようなステップで記録を書き始めていくのかという手続的な記載方法を中心とした内容であることを理解していただきたい。表現力や言葉の語彙の不十分さ等については、日頃から読書等の習慣を身につけることで学べる要素は大きいと考える。また、さまざまな人との直接的な関わりの機会を増やし、自己のコミュニケーション力を高める努力も大切であろう。

１）記録の目的

　最初に、なぜ記録が必要なのかについて簡単に整理しておこう。大きくは、以下のように分けることができる。

　　①　具体的な支援の証拠として残すことができ、情報公開への対応も可能になる。
　　②　支援方法や内容の妥当性を計る基礎資料となる。

③　従事者の資質向上に向けて、支援の振り返りや事例検討を行う際の資料となる。

④　支援の標準化を図ることができる。

⑤　関連職種との情報の共有化により共通認識に立った支援を目指すことができる。

このように、記録は専門職として重要な業務の一つであることを理解されたい。

２）記録の書式と活用方法

　以下に、最小限必要とされる実習記録用紙の種類を提示し、その具体的な記録の方法について説明していく。

(1)　施設概要　様式３

　この記録については、実習事前オリエンテーションを受ける際に施設の主だった概要について指導者より説明を受けることになるが、その内容を記録するものである。これによって、施設先への理解が深まり施設の理念や状況等を考慮したうえで実習に臨むことができる。特に、施設の特色や入所者の状況は実習先施設の種別によってちがいがみられるため、実習にあたってはこの部分への理解を十分に深めておく必要がある。また、週間予定や年間行事等を知ることによって、日々どのような学びや目標設定が可能であるかがわかる。さらに、年間をとおしての施設生活への理解ができるため広い視野に立った生活支援の実践について考えるきっかけにもなる。

施設概要

〇〇大学〇〇学部〇〇学科

学籍番号：　　　　　　　氏名：

実習施設名 （設置主体・種別）	やすらぎの郷（仮称） 社会福祉法人　〇〇会　指定介護老人福祉施設
設置年月	昭和〇〇年〇〇月
基本理念	かけがえのない一人ひとりの人生の豊かな歩みのために、尊厳を守り自立に向けた支援を提供します。 地域交流を深め支え合う暮らしを応援します。
入所者数（内訳）	50名（　男性　15名　　女性　35名　）

施設の特色と入所者の状況

（施設の特色）

　医療機関に隣接しており、地域包括支援センター、居宅介護支援事業所、デイサービスセンター等を併設している複合型の施設である。

　地域住民との相互交流を活性化させることで、地域に開かれた施設を目指している。

（入所者の状況）

　利用者の平均要介護度は4.1。認知症高齢者の割合は8割程度である。車椅子利用者は20名で寝たきり状態の方は現在、8名入所されている。内、1名がターミナル期のケアに移行している。また、3名が胃ろうを造設しており留置カテーテルの方が1名みえる。

週間予定（日課）		余暇活動等
月曜日	特殊浴	レクリエーション活動
火曜日	一般浴・チェアー浴	クラブ活動
水曜日	外出支援	
木曜日	特殊浴	レクリエーション活動
金曜日	一般浴・チェアー浴	クラブ活動
土曜日	シーツ交換	慰問活動
日曜日		

年間行事予定			
1月	書き初め大会・お誕生日会	7月	お誕生日会
2月	お誕生日会	8月	夏祭り・お誕生日会
3月	お花見・お誕生日会	9月	敬老会・お誕生日会
4月	お誕生日会	10月	運動会・お誕生日会
5月	お誕生日会	11月	お誕生日会
6月	日帰り旅行・お誕生日会	12月	クリスマス会・忘年会・お誕生日会

(2) 実習日誌　様式4

　実習日ごとに実習目標を立て、到達に向けての努力の成果を記録するものが日々の実習日誌である。実習全体をとおして目指すべき最終到達目標が実習にあたってすでに設定されていることであろう。この毎日の目標は、基本となる大目標に近づくためにどのような実習内容を積み上げていく必要があるのかについて、まず考えていかなければならない。例えば「実習Ⅱ」の施設実習において、実習全体の目標が「入所者の個別性や支援への理解を深めるために対象者を受け持ち、介護計画を展開する」であるとすれば、この目標を達成するためには「施設の目的や役割への理解」「入所者の理解」「日課や職員の業務への理解」を踏まえたうえで、「個々への十分な関わりをとおして個別性への理解を深める」ことや「個別の支援方法への理解」、さらに「介護計画の実践に向けた取り組み」といった具体的な日々の行動目標の設定が想定される。したがって、実習先が用意した実習内容にも照らし合わせながら、上記の流れを踏まえて日々ステップアップできるような目標立てを行っていくことが望ましい。

　次に、実習スケジュールであるが、これは実際に行動した内容を時系列で記入していく。内容については、どの部分まで行ったのか、誰に対して支援を行ったのかをイニシャルを用いながら記入していく。実践内容を詳細にしていくことで、最終的に実践と学びの過不足が明確になり不足している学習内容については依頼する等、積極的に学習をすすめることにも結びついていく。

　実習を終えて記載する内容は、毎日記入する日々の「目標に対する達成状況」である。この書き方について述べていく。例えば、実習3日目の目標として「一人ひとりに応じたコミュニケーションの具体的な方法について学ぶ」ことを設定したとしよう。これに対して実習を終え日々の記録をすすめるにあたり、以下の順に述べていくとまとめやすい。最初に、①目標達成に向けて自分はどのように行動したのか（Step1）、次に、②行動をとおして理解した点や学び、自分の反省すべき点や課題は何か（Step2）について具体的に述べる。具体的とは、「どのようなことから何がわかり」「それがどのような意味を持つと考えるのか」である。さらに、③この体験から自分が今後、さらに学習を深めるべきことや努力すべきことは何か（Step3）について述べていく。それによって、順序立てて実習を振り返ることや実習内容を整理することが可能になる。加えて、目標の到達度を検証することができるのである。これが記録を苦痛にしないスリーステップの方法である。

　そして「本日の実習の振り返り」として、日々の目標以外に実習全体をとおして気

づきを深めた点や学びとなったことについて記載していく。また、それらの意味をどのように理解したのかについて考察を深めることが大切である。実習では、さまざまな日課やプログラムに参加できる機会を与えられる。したがって、日々の目標以外にも学びとなった点は多く、これらの積み上げにより、日常生活を継続させていくことの意味や支援のあり方について総合的に理解を深めることができるのである。

　最後に、記載するうえで注意してほしいことがある。「～が大切であることを学んだ」「～を実際に行うことは難しいと感じた」「～の必要性を理解した」これらを用いるときには、具体的な情景や理由がしっかり挿入されているかを確認してほしい。読み手となる指導者側にとっては内容が伝わらなければ、評価や助言をどの部分に対して返すべきかがわからず学習成果の報告としての記録の意義を減少させてしまうからである。また、記録はある程度の日数が経過すると忘れてしまう部分も多く、どのように自分の考え方が推移し学習の過程をたどっていったのかがみえないため、初心に戻るための振り返りや再学習の資料としての記録の活用が後になってできないということもある。記録は、貴重な体験を残した個人的財産でもあるといえるので、できるだけ詳しく記載するとよい。

様式4	実習日誌	

〇〇大学〇〇学部〇〇学科

学籍番号：　　　　　　　　　氏名：
実習施設：やすらぎの郷（仮称）

令和（　　　）年（　　　）月（　　　）日　実習（　5　）日目		
配属先	2 F　ハナミズキ	担当職員

本日の目標

　一人ひとりに応じたコミュニケーションの具体的な方法について学ぶ。

実習スケジュール	
時間	実習内容
8：30～	申し送り
9：00～	朝の体操
9：20～	バイタルチェック　トイレ誘導
10：00～	一般浴介助（誘導・着脱・整髪・水分補給）と後始末
11：30～	レクリエーション活動（空き缶ボーリング）・嚥下体操
12：00～	昼食（お茶配り・配膳・Yさんの食事介助・下膳）
13：00～	休憩
14：00～	入所者とのコミュニケーション 排泄介助（トイレ誘導・おむつ交換の補助）
15：00～	おやつ介助（お茶配り・Yさん、Tさんのおやつ介助・片付け） 洗濯物たたみと振り分け
16：00～	〇〇幼稚園による慰問活動に参加（会場の設営と誘導）
16：40～	排泄介助（トイレ誘導・おむつ交換の補助）
17：00～	教員、指導者とのカンファレンス
17：30～	退出

目標に対する達成状況

　(Step1)　今日は、「一人ひとりに応じたコミュニケーションの具体的な方法について学ぶ」ことを目標とし、できるだけ多くの入所者と関わることを意識してコミュニケーションを図った。(Step2)　実習5日目ということもあり、意思疎通が良好な方や入所者から声をかけてくださる方とのコミュニケーションは、比較的スムーズに行えるようになってきているのではないかと感じる。しかし、寝たきりの方や認知症の方との会話をどのように続けていけばよいのかわからず、ついつい話しかけやすい方に集中して関わってしまう傾向になり反省すべき点であった。職員は、寝たきりの方にも必ず言葉がけを行い、返される表情からその方の状態を確認していた。また、認知症のみられる方には背中に軽く触れ、わかりやすい言葉を用いて会話をされていた。

　意思疎通が十分に図れない方は、常に支援者が働きかけを行わないと少しの変化や相手のサインにも気づくことができない。また、認知症のある入所者には感情を理解したうえで相手に伝わりやすい関わり方を工夫することが大切であり、お互いの気持ちを通じ合わせることのできる関係をいかに構築するかが重要な課題であると感じた。指導者より訴えのない方こそ自分のおかれている状態や変化を伝えることが困難であるため、援助者の働きかけが支援に結びつけるためには重要であることを教えていただき、コミュニケーションの持つ意義や心に寄り添う関わり方の技術と重要性について深く考えさせられた。(Step3)　今後は、一定の方に偏ることなくあらゆる方と積極的に関わることで個別支援へ結びつけられるようさらに努力したい。

本日の実習の振り返り

　午後より、近隣の幼稚園児による慰問活動が行われた。歌と踊りを披露したあとに園児たちが入所者の所へ移動し、一人ひとりに園児たちが描いた絵をプレゼントしていた。プレゼントを手渡された入所者の方々は、笑顔で一生懸命に園児たちに話しかけをされたり、手を伸ばして握手をされるといった姿がみうけられた。小さな子どもとかかわる機会が少ない高齢者にとって、このような慰問活動が楽しみや安らぎを与えてくれるのではないか。また、園児たちにとっても核家族化がすすみ高齢者と触れ合うことは少なくなっているため、このような場に参加することで相手を思いやる気持ちを育むことができる。この慰問活動は双方にとって有意義な活動であると感じた。

指導者の助言

指導者氏名　　　　　　　㊞

(3)　プロセスレコード　様式5

　この記録は、入所者との関わりの具体的な場面をとりあげ、経過記録として残すものである。自己の介護の実践場面をそのまま記録し、その経過を振り返ることによって援助者自身の気づきを促したり、今後の支援内容や方法を再検討するためや指導者よりアドバイスを受けるための資料とする等の活用が期待できる。

　記入方法は、入所者との関わりの中で特に気になった場面をとりあげ、お互いのやりとりの経過をありのままに記入していく。ここでは、お互いの言動の一つひとつを忠実に逐語録としてまとめていく。

　関わりの場面の状況を明確にしたうえで、"対象者の言動および行動""援助者の考えや思い""援助者の言動および行動"の順に記述し、最後に"関わりをとおして感じたこと"について考察する。

　以下の事例では、Ｙさんへの食事介助をとおして結果的に、援助者としての気づきやどのような支援が必要であったかを考えるきっかけとなっている。援助者として自身の援助を客観的に振り返ることができ、気づけない部分や理解が困難な場合には指導者より助言をいただくことで納得でき成長する機会が得られる。

　個々との関わりの日々の積み上げは専門的なスキルや自己成長を促すために大切である。これらの過程を記録するプロセスレコードは自分の行った支援を再考するための貴重な記録となる。

様式5

プロセスレコード

○○大学○○学部○○学科

氏名：

学籍番号：

実習施設：

対象者名：　Y.Sさん　　　年齢（ 87 ）歳　　（ 女 ）性

関わりの場面の状況：食堂での昼食介助の実践時

対象者の言語および行動	援助者の考えや思い	援助者の言語および行動	関わりをとおして感じたこと
①スプーンをもてあそび、なかなか食事をとろうとされない。	②食事への認識がないのであろうか。食べ始めを少し介助してみよう。	③「Yさん、これおいしいですよ」と、ご飯をのせたスプーンを口元まで持っていった。	Yさんの嘔吐については、その後、看護職員よりひどい便秘が続くとこのような状態になるなら、ことがあるとの報告を受けた。
④口をしっかり結び、開けようとされず、眉間にしわを寄せられた。	⑤やはり、認知症の進行により食物として受け止めていないのではないか。食べることを理解してもらえるのだろう。	⑥スプーンを自分の口に近づけ、口を大きく開けたあと、もぐもぐさせてみた。「おいしいですよ」	私は、食べてもらわなくてはいけないとあせるあまり、食事をされない原因を認知症だけに集中させてしまった結果、無理強いする介助となってしまい、Yさんに負担をかけてしまった。
⑦あいかわらず、無表情で今度はお膳を押しやろうとされた。	⑧このままだと、十分な栄養がとれず、体が心配・・・。どうにか食べて欲しい。	⑨スプーンに今度は食べやすそうな、おかずをのせ、再度Yさんの口元に持っていった。	今後は、いろんな方面から理由を探ったうえで主観的な判断だけで介助を行うことのないように心がけ、入所者の体調の変化にも留意したい。
⑩Yさんが、急に嘔吐されてしまった。			

（4）　介護計画のすすめ方と記録

①　ケアプラン（介護サービス計画）と学生による介護計画のちがい

　ケアプランとは、介護保険制度においては要介護認定者のニーズに合わせたサービスを明記した「介護サービス計画」を指し、個々に対する適切なサービスを提供するための計画書である。具体的には介護サービス計画とは「要介護者が介護サービスを適切に利用できるよう、当該要介護者等の依頼を受けて、その心身の状況、生活環境、当該要介護者等及びその家族の希望等を勘案し、利用する介護サービスの種類、内容、及びその担当者等を定めた計画」であるとされている。

　居宅生活では「居宅サービス計画」として居宅介護支援事業所の介護支援専門員が、施設生活では「施設サービス計画」として介護保険施設の介護支援専門員がそれぞれ作成している。さらに、要支援１と２を対象とした介護予防事業においては介護予防を重視した「居宅（介護予防）サービス計画」が、地域包括支援センターの保健師または、地域包括支援センターから委託された居宅介護支援事業所の介護支援専門員によって作成されている。

　また、障害者施設では障害者総合支援法に則り介護給付・訓練給付等の利用に際し相談支援事業者が「サービス利用計画」を作成している。

　居宅と施設のケアプランの目指すべき方向は同じであるが計画すべき支援内容は、それぞれに特色がみられる。「居宅サービス計画」では、居宅を生活主体とする人々のニーズに沿って必要なサービス資源を選択し、それぞれのサービス内容のつながりを確認したうえで利用者が求める適切なサービスを組み合わせるケアマネジメント手法によって一体的に提供する内容となっている。一方で、施設では保健・医療・福祉の領域によるサービスが包括的に提供されているためサービス資源に関する調整はほぼ完結している。しかし、集団生活であるからこそ画一的ではない個別性を重視した個別支援の展開が求められるため、その内容は、入所者個々の生活上の課題を探りその人らしい尊厳の持てる生活をどのように支援すべきかといった生活目標や具体的な援助内容と専門職の役割を定めることが中心となっている。

　これらは、既存のアセスメントツール等を用いて生活課題を探り生活目標を掲げ本人や家族、関係機関や多職種間での調整会議を経て、長期間かけてじっくり取り組むこととなる。また、サービス利用料が利用者に発生するため、特に居宅介護においては同時にコストマネジメントの視点も必要となってくる。

　他方で、学生の実習課題である「介護計画」とは、施設であれば「施設サービス計

画」に沿って専門職ごとに立案した個別援助計画を指す。つまり、介護職が提供できる具体的な援助内容を明確にし、個別の介護過程を展開させるものである。学生による介護計画の実践は、限られた実習期間の中で対象者に対して必要とされる生活課題を導き出し、身近に提供できる支援内容を検討し支援を行う過程をとおしてその実践プロセスの中での学びを深めることを目指すものである。ケアプランに沿った個別介護計画の実践は、時間的に制約のある学生には困難が生じる。したがって、情報収集と課題の分析・統合に関する学びと個別性に配慮した支援方法と実践展開時におけるプロセスを重視した個別支援への理解を深めるための簡易プログラムであるといえよう。個別の介護支援のあり方について実践をとおして必要な手順を理解するための学習なのである。しかしながら、この介護計画の実践では介護福祉士としての総合的なスキルが求められ、介護福祉士としての質やセンスも問われるため学習の重要なステップとなる。

　厳密にいえば学生の入所者との関わりに主軸をおいた介護過程（個別の課題に対する介護支援の方法や働きかけの過程）を展開する学習のための介護計画は、介護保険制度上のケアプランの内容とは位置づけが異なることを認識してほしい。介護保険制度下でのケアプランと混同しないためにもケアプランと介護計画を同義語とせず呼称は使い分けるべきであろう。

②　ＩＣＦ（国際生活機能分類）[※1]に基づく介護計画

　ＩＣＦでは、健康状態を判断するとき「できない」部分だけをみるのではなく「できる」、「している」といったプラスの評価が必要であるとしている。対象者の「生活機能」を総合的に捉え、状態の全体像を把握するものである。

　図1は、ＩＣＦの構成要素の相互作用とＱＯＬとの関係を表したものである。生活機能として「人間が生きる」ことを「心身機能・身体構造」、「活動」、「参加」の3つの要素から捉えている。さらに、これら3つの要素は、「環境因子」や「個人因子」といった背景因子とも影響しあっている。また、ＱＯＬの“生命の質”にあたる部分が「心身機能・身体構造」であり、“生活の質”にあたる部分が「活動」、“人生の質”にあたる部分が「参加」である。

　ＩＣＦは、健康状態を身体機能や構造だけで判断するのではなく、本人の行動（ど

[※1] International Classification of Functioning, Disability and Health　の略。1980 年に発表された国際障害分類（ICIDH：International Classification of Impairments, Disabilities and Handicaps）の改定版で、2001 年に WHO 総会で採択された。

れだけ家事をやっているのか等）や社会参加（地域との関わりはどうか等）も加えて判断することが大切で、さらに、環境面（段差のある住宅等）や個人的な要素（本人の生活背景や価値観等）を含めたその人の生活全般への総合理解によって、健康状態を捉えることが重要であるとされている。

　個人因子の「〜をしていた」といった職業や趣味等の生活歴に関する情報は本人の関心や自信を支援にうまく取り込んで反映させることができ、自立や自己実現への支援につながる要素ともなり得る。また、支援過程において「できる」、「している」活動につなげるためには、活動以外の構成要素を総合的に判断し活動や参加の可能性を広げることが必要となる。しかし、「できる」活動を「している」活動にするには、本人が「したい」と感じており、生活への意欲がなければいかなる支援目標を設定したとしても主体的に取り組もうとしないため支援効果は望めないし、そもそも本人の希望を除いては生活課題も支援目標も立案できない。生活の主体は本人であるという認識に立って関わることは基本であり、このあたりの一致が支援過程で非常に苦労する部分である。

　上田（2005）は、ＩＣＦの構成要素は客観的な情報であるため、本人の心の悩みや現状への不満といった自立との関係に深く関与する主観的体験の情報が不足しているとしている。すなわち、本人の主観はどうなのかといった"生"の声も必要ということである。なぜなら、自立支援への取り組みにあたっては本人の意欲やエンパワメントがＩＣＦの構成要素に影響するからである。つまり、活動や参加が可能にもかかわらず、本人がそれを望まない場合や意欲低下を起こしている場合にはこの主観的な要素も含めた支援展開が求められるのである。

　例をあげて簡単に説明すると、以下のようになる。

　【事例】　Ａ（女性 89 歳）さんが、脳梗塞を発症し入院。その後、リハビリテーション病院にてリハビリを継続され在宅生活に戻ることとなった。右半身麻痺が残存するものの、リハビリテーションによって、手すりにつかまり何とか移動動作は可能になった。しかし、自宅では段差が多く手すりが設置されていないため、移動やトイレでの排泄、入浴等が今のままでは困難である。Ａさんの希望は、在宅生活の継続である。"麻痺が残る"という「身体構造」だが、リハビリによって"つかまり歩行ができる"「活動状況」（能力）になった。しかし、"自宅においても独歩による移動手段を用いた、排泄や入浴等をしている"「活動」（実行）として可能にするには、手すりの取り付けといった「環境因子」の整備による住宅改修が必要で

ある。また、ＰＴやＯＴによるリハビリの継続や作業訓練、ＣＷの介護支援等によって、日常生活動作の自立を目指すことも課題となる。これらによって"している"活動に結びつけることが可能となればさらに生活意欲は高まり行動範囲も広がり、これまでの趣味活動としてのカラオケサークルや自治会活動にも積極的に「参加」しようといった意欲も生まれる可能性がある。本人のストレングスに着目し支援につなげることで、自己実現へと結びついていくのである。

　一方で、活動や参加を阻害する要因についても確認しておかなければならない。たとえば、住宅改修を行うために環境面に働きかけを試みようとしても、手すりの設置が困難な浴室の状況である、住宅改修にかける金銭的な負担を担いたくない等、「環境因子」にマイナス要素がある場合や「個人因子」の本人の価値観も考えなくてはならない。したがって、「活動」や「参加」のマイナス側面である「活動制限」や「参加制約」の状況も含めながら、全体像と相互の関係をプラス面とマイナス面からみた総合的な評価をもとに、個々の状況を把握することが必要となる。マイナス面だけを捉えた場合、活動や参加が線引きされ支援過程に限界を生じさせることにもなりかねない。いかにプラスの側面を広げマイナスの側面を狭くしていくかといった考え方に立つことによって、ＱＯＬの拡大や支援効果が期待できるということとを念頭に置くことが大切である。

　なお、ＩＣＦの構成要素については、参考文献に基づきそれぞれの説明を下記に示したので参考にされたい。

〔 **心身機能・身体構造** 〕……心身機能とは、身体系の生理的機能（心理的機能を含む）で、身体構造とは、器官・肢体とその構成部分等の、身体の解剖学的部分である。つまり、体の動きや精神の働き、また体の一部の構造を指す。

　具体的には、精神機能、感覚機能と痛み、音声と発話の機能、心血管系・血液系・免疫系・呼吸器系の機能、消化器系・代謝系・内分泌系の機能、尿路・性・生殖の機能、神経筋骨格と運動に関連する機能（麻痺・拘縮・関節可動域・筋力）、皮膚および関連する構造の機能やそれらの構造を指す。

　心身機能・身体構造のマイナス要因である機能障害（構造障害を含む）とは、四肢の麻痺や関節の拘縮、認知症による症状といった体の動きや精神の働き等に困難を生じる状態である。

〔 **活動** 〕……課題や行為の個人による遂行。生きていくのに役立つさまざまな行為を指す。日常生活動作等から状況を捉えることができる。

　具体的には、食事・排泄・更衣・入浴・移動動作・整容等、日常生活を送るために必要な基本動作であるＡＤＬ（Activities of Daily Living）や買い物に行く・洗濯をする・電話をかける・薬や金銭管理をする・乗り物に乗る等、ＡＤＬで使用する動作を応用した手段的な日常生活動作のＩＡＤＬ（Instrumental Activities of Daily Living）である。

　活動のマイナス要因である活動制限とは、個人の生活行為や活動の実施にあたって困難が生じる状態である。

〔 **参加** 〕……生活・人生場面への関わり。社会的な出来事に関与したり、役割を果たすことを指す。家庭内での役割（家事・育児）、趣味活動、地域生活、社会生活（仕事・教育・社会貢献活動）等である。

　参加のマイナス要因である参加制約とは、個人が生活や人生への関わり（家庭内、職場、地域社会等での役割や社会参加）において困難が生じる状態である。

〔 **環境因子** 〕……人々が生活し、人生を送っている物的な環境や社会的環境、人々の社会的な態度による環境を構成する因子のこと。環境因子は①家族や介護者、専門職との支援関係や態度を含めた「人的」環境、②福祉用具・家屋・道路・交通機関等の「物的」環境、③法制度、行政や各種のサービス（医療・福祉・教育等）までを含む「社会制度的」側面とされているが、経済的な側面も環境因子として捉えることは必要であろうと考える。

　環境因子のマイナス要因である阻害因子とは、個人が生活や人生を送るうえでその実行状況を制限する要因であり阻害となっている環境要因のことである。

〔 **個人因子** 〕……個々の人生や生活の特別な背景で健康状態や状況以外のその人の特徴からなる。性別・年齢・民族・生育歴・職業・ライフスタイル・価値観等を指す。

　介護支援の最終的な目標は、ＱＯＬの向上と自己実現を目指すことによって、個人の尊厳ある生活を継続することにある。したがって、介護計画をすすめる過程においてＩＣＦの考え方を用いることは、個別支援計画が個々のニーズに寄り添うものとなり、根拠に基づく支援をより具体化させるうえで重要であるといえよう。

図1 ICF の構成要素と QOL との関係

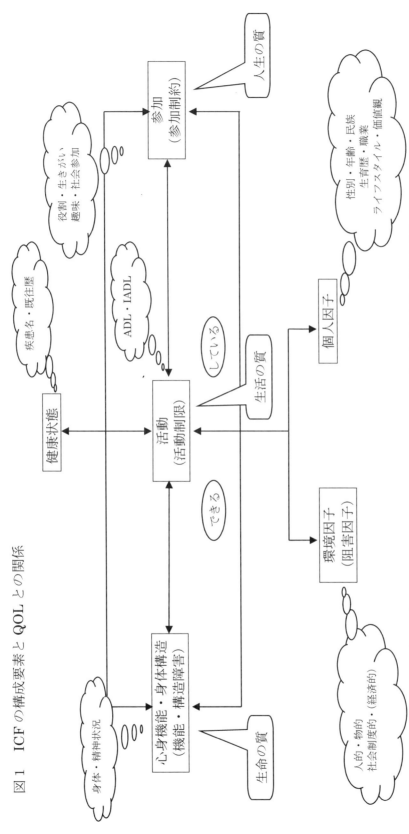

出典：大川弥生（2005）「介護保険サービスとリハビリテーション―ICFに立った自立支援の理念と技法―」
中央法規出版，p 4 を一部加筆

32

③　介護計画のすすめ方

　介護計画は、「情報収集→課題の統合と分析→計画→実践→評価（再アセスメント）」のサイクルで展開される。

　最初に、プロフィールともいえる基本情報を把握する。次に、ＩＣＦの概念を基本に情報収集を行い、介護支援の展開に必要な追加情報を補足する。そして、得られた情報から何が求められているのかといった、個々の生活課題の統合と分析を行う。個人情報は極めて慎重に扱い、支援者の興味本位に基づくものや支援過程に不必要な部分については過度な情報であるため取り扱いは慎重にすべきである。あくまで支援に結びつけるための最低限必要な質の高い情報を確保してほしい。また、情報には主観的な部分と客観的な部分がある。サービスの受け手である利用者や家族の主観は直接的なニーズにつながる部分であるため重要である。しかし、学生の主観については自らの経験値や価値観を軸にする傾向がみられるため、情報の信憑性が確保されない場合があるので注意されたい。

　情報収集には、さまざまな方法がある。まずは、個人記録やケース記録の閲覧である。次に、関係職種や家族からの情報、そして、本人とのやりとりや観察から得られる情報であろう。これらを総合することで、情報同士を関連づけることができ十分な根拠に沿って、検討すべき生活課題が導きだされていく。この段階では、個人情報の取り扱いで述べたように、関係書類のやりとりといった手続きを踏んでおくことが望ましい。

　次の段階として、課題の分析と統合にすすむ。この際に気をつけなければいけないことは、１つ２つの情報から安易に判断することはできないということである。「偶然」あるいは「表面的」にみえてきていることがらもあるからである。それぞれの情報との関連性を分析し潜在的な部分を含めた真の課題を探ってほしい。生活課題が本人の置かれている状況や求める方向とちがえば、支援計画を立案しても目指すべき目標がずれてしまっているため支援に結びつかないのである。

　計画の段階では、生活課題をもとにどのような目標を設定することができるのかをプランニングしていく。ここでは家族や関係職種との十分な話し合いの場を設け、本人の意思や自己決定によってすすめていくことが大切である。しかし、実習生にとっては、非常に短く限られた時間での介護計画の実践である。内容的には介護計画のステップ理解と個別支援のあり方を体験するケアプランの初期学習ともいえる。したがって、可能な限り対象者との関わりに時間を割き大まかなところで折り合いをつけながらすすめなければならないこともある。要するに、学んだ知識と技術や体験に加え、

介護者のセンスと資質が試されるわけであるが、わずかな経験や勘だけをたよりに計画はできないため、入念な情報の分析によって計画を立てなければならない。

　さらに実践となると、具体的な支援方法や内容は本当に本人が求めていることなのか、介護者の自己満足ではないのか、あるいは、環境的側面や身体的・精神的なレベルでその実践が可能なのか等十分な吟味が必要である。

　評価については、実践後の計画そのものや対象者への評価も大切であるが実は支援者としての自己を振り返ることが学習の成果として大切であり、実践のプロセスへの評価こそ指導者がなすべき評価事項となる。また、介護計画をとおして得られた評価は価値ある学習の産物として大切にし、今後の自信ややりがいにつなげていく機会とされたい。

④　介護計画に用いる書式と活用方法

　介護計画の実践の前に、用いるさまざまな書式について説明する。

　　ⅰ）アセスメントシートⅠ（基本情報）　様式6−①

　　　　支援を実施するうえで最低限必要とされる基本的な個別の情報であり、ＩＣＦで示される「健康状態」の目安となる疾患名や身体・精神機能の状態、施設での生活状況といったプロフィールを大まかに把握することができる。

　　ⅱ）アセスメントシートⅡ（情報収集）　様式6−②

　　　　基本情報とあわせて活用できる。このシートでは、支援に必要な生活課題を導きだすのに必要な情報をＩＣＦの構成要素それぞれに対して詳細に記入することで対象者の全体像が把握できるようになっている。その他、本人や家族の主観的な思いや支援のヒントとなる本人との関わりから得られた情報や職員から得られた情報等を詳細に記入していくことで、より対象者のニーズに寄り添った支援目標を探ることができる。ここでは、目標立てや具体的な支援に結びつけられると思われる根拠となる、正確かつ十分な情報を包括的に集めていく作業となる。情報の収集にあたっては、表面化されない潜在的なニーズの掘り起こしも意識しながら検討するとよい。

　　　　さらに、プラスとマイナス側面の差を明確にするために、プラス側面の情報には下線を引くことで情報の整理がしやすくなる。ただ、一部介助項目についてはプラスにもマイナスにも解釈できる場合が想定され迷うかもしれないが、現在の介護環境が整っていたり本人の努力によって介護の程度が軽

減されている場合などは、以前と比較することでプラス面として受け止めることもできよう。

iii）アセスメントシートⅢ（生活課題の統合・分析）様式6－③

　シートⅠ・Ⅱを用いて、情報収集を行ったうえで次の段階である生活課題の統合と分析に入る。集めた情報からどのような状態像が浮かびあがるのか、プラス、マイナスの情報を合わせながら情報を統合化し、それらから分析できる本人の状況について整理していく。これをもとに解決すべき生活課題や必要とされる支援方法について検討していく過程である。ここでは、シートⅡでそれぞれの情報に番号づけができるようになっているため、必要な情報を選択して根拠づけを整理する作業がしやすくなっている。ここでのポイントは、「対象者の状態像」を整理し、できることとできないこと（プラス・マイナス）の側面を整理する。マイナスの側面は生活課題に結びつき、プラスの側面は支援への介入の可能性を探る目安となる。

　次に、「生活課題の統合・分析」で相互に影響しあう項目を総合的に捉えた情報の統合化と分析を行い、何が課題になるのかを明らかにし、これらを示す根拠となる情報についてもしっかりと明記していく。課題については、ＱＯＬや自立の視点を重視した身体的、心理的・精神的、社会的側面から検討する。以上から、より専門性の高い本人のニーズに即した支援方向を目指すことができる。さらに、情報の統合化に関しては、まとまりのある一文ごとに根拠となる番号を記載するとわかりやすくなる。逆説的に考えれば「生活課題」の根拠となる情報はどこにあるのかについてしっかり収集し把握されているのかを確認することが必要となる。つまり、生活課題につながる情報の統合化としてまとめる作業過程において、それらのことがいえる根拠となる情報が十分に集められているのか、不足する情報がないかを再確認するという意味で、根拠となる情報を後づけしてみると情報収集がしっかりできているかが明確になる。分析は、多くの事実を重ねることでより正確な状況の把握が可能になるのである。

　次に、「現在の状態が継続された場合の今後の予測」を踏まえて「生活課題」を導きだし、実現可能と思われる「支援目標」を立て、さらに立案した目標を達成できた場合の「期待される効果」についても記載する。これは、何のためにどこを目指して支援をすすめるのかを意識づけるためにも明確

にする必要がある。

　生活課題は、本人が希望される方向性を記載し、それを統合した内容が支援目標として反映されていく。支援目標については、統合・分析された生活課題を長期的なスパンで目指す長期目標と緊急性の高い課題や長期目標を支える身近なところからすすめていくことのできるスモールステップとしての短期目標の設定を行う。短期目標は１ヵ月から３ヵ月、長期目標は６ヵ月から１年程度を目安に実施することとなるが、実習生の実習期間は非常に短いため、短期目標の到達を目指すための支援課程をどのように展開させていくかが課題となろう。

　目標が立案されたら今度は、解決すべき課題に優先度をつけることが大切である。これは、Ａ．Ｈ．マズローの一般的な人間の欲求と絡めてみていく必要がある。「欲求の五段階説」では、①生理的欲求、②安全と安定の欲求、③愛情・集団所属の欲求、④自尊心・他者による尊敬の欲求という基本的な欲求がかなえられてはじめて、⑤自己実現という成長のための欲求へとすすんでいくとされている。そのため、この段階に配慮した支援を行うことが大切である。生命や安全にかかわる課題が最優先され、次に他者との交流や活動あるいは参加に関する課題、自己存在の確認の意味でも役割や他者理解などを含め本人の希望を反映させた生活の実現に向けて検討することになる。マズローの五段階説を参考に、どの段階で自己実現が阻まれているのかを理解しながら支援の優先度をつめていって欲しい。

　なお、「本人と家族の主観」「本人との関わりから得た情報」「職員から得た情報」については、ＩＣＦの情報分類にしたがって該当する部分にそれぞれの情報を落とし込むと同時に、あえて別枠で生の情報として記載しておくことで本人の意思はもちろん、支援の糸口や実践の可能性を探るための根拠としても活用できる。さらに、「活動制限」や「参加制約」、「阻害因子」を確認するための重要な情報となり、生活課題につながる可能性は高いといえる。

　生活課題は、①ＱＯＬの向上や自立および自己実現に向けて必要性が高く、②本人や家族の願いを踏まえたうえで、本人のストレングスを活用（嗜好や能力、経験等に働きかける）することを前提に導き出すことが重要なのである。

ⅳ）介護計画シート　様式7

　　ここでは、目標を達成するための具体的な支援内容を設定し、日時（頻度）、場所等も明確にしておく。そうすることで、誰がみても支援過程が明確となり周りからの支援も受けやすくなる。計画にあたって気をつけなければならないことは、介護実習では長期目標を見据えた短期目標に対して具体的な支援内容を考えることになるのだが、支援をすすめるにあたって"対象者は実践可能な状態なのか"、"主体的に取り組んでもらえるのか"、"関心はあるのか"については情報収集した各項目を十分に吟味したうえで計画しなければならない。実施の可能性を探り本人の"意欲"などに働きかけることが大切である。介護計画が本人のニーズに沿った内容でなければ支援につながっていかない。また、本人の意思を無視した援助内容をすすめていけば介護者側のニーズにすり替わってしまう危険性があり、対象者はいずれ実践を拒否することになるであろうし、結果的に介護者の自己満足に終わってしまう。ただ、自らの意思を伝達することが困難な方を対象とした場合には、主観的なニーズを理解するためにさらなる努力が必要となり、十分な観察力や洞察力、感性、工夫などが求められる。

　　具体的な支援内容については、アセスメントシートⅡで情報収集した「役割」「生きがい」「趣味や楽しみ」「生育歴」「職業」や「本人の主観」や「本人との関わりから得た情報」等を参考にし、本人の希望に寄り添う方法を提案するとよいであろう。

　　支援内容についてはできるだけ多く設定し、多面的なアプローチを心がけることが必要となる。なぜなら、立案した支援計画が必ず実現できるとは限らないことと、より多くの視点からの関わりによって対象者の可能性の幅を広げることができるからである。

ⅴ）介護計画実践・評価シート　様式8

　　このシートは、「実践項目」「実施日」「実践内容と状況」「対象者の反応と評価」からなる。具体的な支援内容に対してどのようにどれだけ関わることが出来たのかについて、また、関わりの場面ごとに対象者が示した反応や実践を経ての反省点や課題、今後の継続の方向性などについて記載する。このように、介護計画を実践しながらその展開過程を詳細に記入していくことで、生活課題と実践計画との整合性もみえてくる。

ここでは、それぞれの支援計画に対して繰り返し行うことが重要である。実践回数が多いほど対象者の反応の変化も捉えやすいし、評価もしやすい。また、さまざまな支援方法を準備しアプローチを行うことで、本人にとって一番効果的である支援方法もみつけやすくなるため対象者への理解をより深めていくことができる。

vi）介護計画の考察（振り返り）シート　様式9

　ここでは、介護計画の実践をとおして理解できたことに対して評価や考察を行い、支援者として必要なことは何かを振り返っておくことが重要となる。今回の関わりは、対象者の介護支援目標の根拠となったことがらの解決につながるきっかけとなったのか、到達目標への可能性はみえてきたのかといった評価を行うために、まず、情報収集と分析、目標の設定や支援内容が本人の状態像やニーズに即しており、適切であったかどうかの評価を行う。次に、不足していた部分に対する具体的な反省点として述べていくことが必要である。この体験を活かして、今後の学習課題としてさらなる向上につなげていく機会を得るのである。

⑤　介護計画の実践

　ここでは、事例をもとに上記で説明した書式を用いながら、実際に介護計画を展開していく。

【　事例　】
　Y・Kさん。女性 81 歳。

要介護度：要介護 3
障害高齢者の日常生活自立度：B 1
認知症高齢者の日常生活自立度：Ⅲ
診断名：脳梗塞後遺症・両側変形性膝関節症・認知症

〔　プロフィール　〕

　生家は農家で幼少より手伝いをしていた。紡績関係の会社に勤めた後、結婚を機に夫の農業を手伝う。長男、長女 2 人の子どもを育てあげ、×年に夫と死別。夫の他界後は長男夫婦とふたりの孫（共に女性）と同居していたが、長男が県外へ転勤となり住居を移動したため、アパートでの独居生活となる。長女は 5 年前より単身で海外勤務をしており、年に 1 回程度の帰国である。

　アパートでの生活をしばらく継続していたが、次第に火の不始末や物のしまい忘れといった認知症の症状がみられるようになった。平成 24 年に脳梗塞を発症し、自宅での生活が困難になり平成 25 年 4 月、A 介護老人福祉施設に入所となる。

　入所にあたっての家族の意向は、他の入所者と交流を持ちながら、平穏な施設生活を送ってほしいことと、可能な限り身体機能の低下を防ぎ、今の状態を維持させてほしいといったことである。また、月に 1 ～ 2 回ほど長男夫婦の面会があり、たまに孫が同行する。面会時には一緒に外出することが多く、長男夫婦や孫との関係は良好である。

〔　心身機能の状態と日常生活動作　〕

　認知症状はHDS―R[※2]が 15 点で、中等度の認知症である。短期記憶障害があ

[※2] HDS-R とは長谷川式簡易知能評価スケール（改訂版）のこと。認知症の評価スケールであり、合計点数 30 点満点中 20 点以下が「認知症の疑いあり」と判定される。

り、感情の不安定さやひどいもの忘れ等がみられることがあるが、日常生活上に大きな手間となるようなＢＰＳＤ※3は今のところみられない。

　脳梗塞後遺症により、左半身に軽度の麻痺が残存。両側変形性膝関節症により膝の痛みが強く、屈曲制限がみられる。ベッドからの起きあがりや立位は不安定でベッド柵や車椅子の肘等につかまって行っている。また、著しい下肢筋力の低下があり、歩行が不安定で職員の手引きにより４ｍ程度は歩行できるがそれ以上の距離は困難であり、転倒しやすいこともあり移動には車椅子を使用している。歩行の不安定さは、鉄欠乏性の貧血からくるめまいとふらつきといった影響も多少あったようであるが、現在は改善している。ベッドから車椅子への移乗やトイレ使用時の移乗時等には職員の見守りを必要とするが、車椅子の操作に関しては握力が低下しており手に力が入らないこともあり時間はかかるものの自分で行えている。

　やや難聴がみられるものの言葉の障害はなくコミュニケーションは良好で、日常的なことであれば意思疎通は可能。しかし、複雑なことになると答えることはできない。

　右眼は白内障の手術を行っており、眼鏡を使用しているものの日常生活上の支障はない。口腔清潔や洗顔および整髪等は、洗面用具の準備や声がけがあれば洗面所にて行えている。上下とも義歯を使用しており、職員が洗浄している。食事は主食がお粥で副食が刻み食となっているが、箸とスプーンを使用し自己摂取している。衣類の着脱に関しては、季節にあった衣類の選択が困難なため職員が衣類管理や準備を行っており、衣類の着脱に袖口をとおすことや仕上げに一部介助が必要である。動作協力はできている。排泄行為は、便尿意あり日中はトイレを使用しているが、時々、トイレに間に合わず尿失禁がみられるため、尿パッドをあてているが、パットの交換は職員が行っている。夜間は転倒への不安と膝の痛みによりポータブルトイレを使用している。なお、移乗時の見守りとズボンの引き上げやポータブルの後始末等に一部介助が必要となっている。入浴は一般浴槽を使用し、背部等手の届かない所や力の入らない部分は、職員が手助けをしている。また、洗身が不十分で職員による洗い直しが必要である。

　洗濯や掃除は施設で行われているが、居室の自分の床頭台や食堂のテーブル等は職員がお願いすると雑巾で拭く等の行為はできている。また、乾燥後の洗濯物

※3　BPSD とは「behavioral and psychological symptoms of dementia」の略で、「行動・心理症状」と訳されている。

も職員の依頼があれば、負担のないタオルや簡単なものであればたたむことは可能である。

　金銭管理は、収支の計算が困難なため介護者が管理している。施設内売店でのお菓子類等を選ぶことはできるが支払いは施設職員が代行している。服薬は、手元に準備すれば自分で封を開け飲むことができる。

〔 施設での過ごし方 〕

　施設での生活にも慣れ、安定した毎日が送れている。

　穏やかな性格であり他の入所者との関係性は良好で、困っている入所者に対して食事や入浴、レクリエーションの参加活動時には、視覚障害のある利用者に声がけをして誘導するといった手助けを行う一面もみられる。また、体調のよいときには自分にできる範囲内で作業の手伝いを行っている。時間をかけながら自分のペースで生活できているものの、自分の体が思うように動かないと感情の不安定さがみられ涙ぐむことがある。

　誰かの世話になることに対して抵抗感があり自立への意欲が高い。身体機能を維持することに対しても意欲的であり、週に２回のリハビリと年に４回、定期的に企画されているさまざまな年間行事には積極的に参加している。特に夏祭りや慰問行事といった地域の人々の訪問を楽しみにしている。また、日々のレクリエーション活動にはできるだけ参加しているが、興味のないカラオケには参加しない。その他、日課の活動以外はデイルームにて親しい入所者と会話したりテレビをみていることが多い。特に相撲中継が好きである。

〔 実習をすすめる中で得られた情報 〕

　×月×日、Ｙさんを対象者として関わらせていただきたいと職員に相談したところ、了承を得ることができた。ただ、Ｙさんとの関わりにあたっては、やや難聴があるため耳元で大きな声で話すとよいことや立位や歩行が不安定なため転倒しやすいので、特に移乗時には見守りをして欲しいこと等の指示をいただいた。また、日課の遂行に指示が必要な時もあるとのことで、状態をみながら関わってほしいとのことであった。

　×月×日、Ｙさんを受け持つにあたって職員に施設での生活状況をたずねたところ、現在のケアプランの内容を教えていただいた。ケアプランの中では、衣類のつくろいものの手伝いや新聞紙でごみ箱を作る作業を行っているが、衣類のほつ

れや新聞紙があるときに限られることやあらたに雑巾を縫うといった役割を提案するところであるということもわかった。

　また、他の利用者への手助けを率先して行っていることや行事や慰問活動を楽しみにしており、人と触れ合うことが好きであるといった情報をいただくことができた。

　×月×日、家族との関係について職員に尋ねたところ、以下のような状況であることが確認できた。

　家族の面会は、定期的に訪問されており家族との交流は生きがいにつながっているようである。そのため、長男の仕事の都合等で訪問できない場合には、情緒不安定になり「私は、ここに捨てられてしまった」といった内容の被害的な発言がみられることがある。そこで、面会にこられないときには精神の安定を図るために家族に電話をしていただくよう職員が依頼している。しかし、翌日には電話があったことや話の内容に関しても忘れてしまうため、情緒不安定への軽減につながるまでは至っていない。

　×月×日、Ｙさんと一緒に洗濯物たたみをしながら「いつもありがとうございます」と私が声をかけると、Ｙさんは「こんな体になってしまったが、自分にできることで何か人の役に立ちたい」と話される。また、「人に迷惑をかけないよう、今以上に体が悪くならないようにしたい」とも言われた。しばらく会話を続けていると、「ここで面倒をみてもらえるのでありがたい。日々の生活に感謝しながら過ごさなくては」とも話される。

　×月×日、私が「今日はいい天気ですね」と声をかけると、Ｙさんは「施設の外を散歩したいけど、職員さんは忙しそうで、連れて行ってとは言えない」と言われる。その後、職員にＹさんの希望があるため散歩の支援を実施することは可能かを相談すると、Ｙさんは外に散歩に出かけることを好まれるが、この施設の周囲は交通量の多い危険な場所であることと、職員が付き添う時間が限られるため、あまり出かけることができていないので、天候や本人の体調がよければ実践してもよいということであった。しかし、最初は職員が付き添うので事前に声掛けしてほしいと言われた。

　×月×日、Ｙさんとの関係が少し深まりつつあると思い、私が「よかったら、時間のある時でいいので手を洗面器のお湯で温めたあと、手や指の簡単な運動をしてみませんか」と声がけを行ったところ、「そんなことをしてもらえるなんて、申し訳ない」との返答であった。しかし、「もし、あなたが忙しくないのであればお

願いします」とうれしそうに言われた。

　×月×日、「ここにいても、あまりすることがないのでテレビばかりみています」と言われた。

　×月×日、Ｙさんの好きな編物の話をすると、楽しそうに今まで作ったコースターやマフラー等の話をされた。また、「レクリエーションで編物の活動があるといいですね」というと笑顔でうなずかれた。その後、職員にＹさんが簡単な編物であれば、行うことができるかを職員に尋ねたところ、複雑なものは難しいが、簡単なものであれば指示や声がけによって時間はかかるかもしれないができるのではないかとのこと。入所当時は、簡単なコースター等の編物づくりを楽しまれていたが、今年の夏に体調をくずしてからは数ヵ月間、行っていないとのことであった。

〔　施設でのケアプラン　〕

　生活課題：

　　１）体の動きが、今以上に悪くならないように過ごしたい

　　２）自分にできることを実践し、役に立ちたい

　長期目標：

　　１）身体機能を維持する

　　２）役割のもてる充実した施設生活を送ることができる

　短期目標：

　　１）－①　リハビリテーションを充実させる

　　　　　②　自分にできることは、なるべく自分で行う

　　２）－①　簡単なつくろいものや施設で使用する雑巾を作ることができる

　　　　　②　おしぼりや洗濯物等をたたむ作業に参加することができる

　　　　　③　新聞紙を用いてごみ箱を作成し、施設内での活用につなげる

　　　　　アセスメントシートⅠ（基本情報）

○○大学○○学部○○学科

学籍番号：　　　　　　　　氏名：
実習施設：　　A介護老人福祉施設

対象者：　Y・Kさん	性別	男性・女性	年齢	（81）歳
要介護度	要支援1・要支援2・要介護1・要介護2・要介護3・要介護4・要介護5			
障害高齢者の日常生活自立度	自立・J1・J2・A1・A2・B1・B2・C1・C2			
認知症高齢者の日常生活自立度	自立・Ⅰ・Ⅱ・Ⅱa・Ⅱb・Ⅲ・Ⅲa・Ⅲb・Ⅳ・M			
障害程度区分				
障害等級および手帳の有無				
疾患名	脳梗塞後遺症・両側変形性膝関節症・認知症			
支援にあたって留意すべき事項	耳元で大きな声で話す。 易転倒性のため移乗、移動時には見守りが必要。 日課の遂行に指示が必要とされる時もある。			
入所の経緯	入所年月：平成25年4月　　　入所前の住居：自宅 入所に至った理由：夫の他界後は長男夫婦と同居していたが、長男が県外転勤となり住居を移動したため、アパートでの独居生活となる。次第に火の不始末や物のしまい忘れ等、認知症の症状がみられた。平成24年に脳梗塞を発症し、自宅での生活が困難になり入所となる。			

家族構成（ジェノグラム）

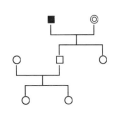

（特記事項）
長男夫婦や孫との関係は良好。
月に1・2回の面会がある。
長女は単身で、海外勤務である。

施設での暮らし方：
　施設生活にも慣れ安定した毎日を過ごされている。
　穏やかな性格であり他の入所者との関係性は良好で、困っている入所者に対して手助けを行う一面（視覚障害のある方の食堂への誘い等）もみられる。
　また、週に2回のリハビリとさまざまな行事には積極的に参加されている。
　自立への意欲が高く、時間をかけながら自分のペースで生活されているものの、自分の体が思うように動かないと感情の不安定さがみられ涙ぐまれることがある。

施設でのケアプランの概要
生活課題：1）体の動きが、今以上に悪くならないように過ごしたい
　　　　　2）自分にできることを実践し、役に立ちたい
長期目標：1）身体機能を維持する
　　　　　2）役割の持てる充実した施設生活を送ることができる
短期目標：1）－①　リハビリテーションを充実させる
　　　　　　　　②　自分にできることは、なるべく自分で行う
　　　　　2）－①　簡単なつくろいものや施設で使用する雑巾を作ることができる
　　　　　　　　②　おしぼりや洗濯物等をたたむ作業に参加することができる
　　　　　　　　③　新聞紙を用いてごみ箱を作成し、施設内での活用につなげる

様式6－②　　　　アセスメントシートⅡ（情報収集）

○○大学○○学部○○学科

学籍番号：　　　　　　　　　　氏名：

1．ICF の概念に基づく情報				No
心身機能 身体構造		精神機能	HDS‐R　15点　中等度の認知症	1
			短期記憶障害があり、感情の不安定さがみられることがある。日常生活上支障となるBPSDは特にない。	2 3
		感覚機能 （視覚・聴覚等）	右眼は白内障の手術を行っている。	4
			やや難聴がみられるものの、大きな声で伝達すれば聞こえる。	5
		音声と発話の機能	日常的なことであれば意思の疎通は可能。	6
		運動機能 （麻痺・拘縮・関節可動域・筋力等）	脳梗塞後遺症により、左半身に軽度の麻痺が残存。	7
			著しい下肢筋力の低下と握力の低下あり。	8
			膝の痛みが強く、屈曲制限がある。	9
		身体内部の機能	以前に、鉄欠乏性の貧血があったようであるが現在はみられない。その他、内部機能障害はない。	10
		その他の機能	特になし。	
	機能・構造障害 左半身に軽度の麻痺あり。 両側変形性膝関節症による膝の痛みと屈曲制限あり。			
活動	ADL	起居動作	何かにつかまれば可能。	11
		歩行	立位、歩行が不安定で連続歩行は困難である。	12
		移乗	何かにつかまれば可能だが見守りが必要。	13
		移動	車椅子を使用し自走されている。	14
		整容	準備し、声がけがあれば洗面所で行えている。	15
		更衣	衣類の準備や着脱に一部介助が必要。	16
		食事	自立。箸とスプーンを使用。	17
		排泄	日中はトイレを使用し、夜間はポータブルを使用。	18
			移乗時の見守りとズボンの引き上げやポータブルの後始末等に一部介助が必要となっている。	19
		入浴	一般浴。洗身が不十分で洗い直しが必要。	20
	IADL	調理	施設で行われている。	21
		掃除	施設で行われているが、自分が使用している床頭台や食堂のテーブル等の雑巾がけ等はできる。	22
		洗濯	少量の洗濯物なら、たたむことができる。	23
		買い物	介護者が行っている。	24
		金銭管理	介護者が管理している。収支の計算は困難である。	25
		服薬管理	準備すれば自分で飲むことができる。	26
		外出	月に1～2回は面会があり、外出される。	27
		その他	自分にかかってきた電話に出ることは可能だが、内容をすぐに忘れてしまう。	28
	活動制限 外に散歩に出かけることを好まれるが、交通量の多い危険な場所であり、職員が付き添う時間が限られるため、あまり出かけることができない。			

参加	リハビリテーションへの参加	週2回のリハビリに意欲的に参加している。	29
	レクリエーション活動	決められた日々のレクリエーション活動には、できるだけ参加しているが、興味のないカラオケには参加されない。	30
		活動参加時には視覚障害のある利用者に声がけをし、一緒に参加されることが多い。	31
	行事への参加	年4回の行事には、必ず参加される。	32
	地域交流	慰問行事や夏祭りで、地域の人との交流を楽しむ。	33
	役割	他の入所者の手助けを行う。	34
		施設で手伝える部分は実践することができる（洗濯物たたみやテーブルの雑巾がけ、衣類のつくろいもの、新聞紙でのごみ箱作り等）。	35
	いきがい	家族との面会。	36
		誰かのために役立つこと。	37
	趣味や楽しみ	散歩。編みもの。テレビで相撲中継をみること。	38
	日中の活動	日課の活動以外は、テレビをみていることが多い。	39
	その他	親しい入所者との会話はみられる。	40
	参加制約 リハビリ意欲は高いが、週に行う回数が決められている。また、レクリエーションには参加されるが、自分の好きな編物の活動がない。		
環境因子	人的環境	家族との関係は良好で、定期的に面会がある。	41
	物的環境	車椅子を使用している。	42
	社会的環境（経済的側面含む）	現在のサービスで安定した生活が送れている。	43
	阻害因子 面会がないときには、寂しさから情緒不安定となることがある。		
個人因子	生育歴・職業	生家は農家で幼少より手伝いをしていた。紡績関係の会社に勤めた後、結婚を期に夫の農業を手伝う。2人の子どもを育て上げ、×年に夫と死別。長男夫婦の他県への転勤を機に一人暮しとなり、疾病の進行にて施設に入所。	44
	ライフスタイル	自分にできる範囲での役割を持ち、施設内活動にも積極的に参加されている。	45
	価値観	人の役に立ち、日々の生活に感謝しながら過ごすことが大切であると考えている。	46
	性格	穏やかな性格で、さみしがりやである。	47
		人に頼ることが嫌いで、自立への意識が高い。	48
	その他		

2．本人と家族の主観		
本人の思い	体が思うように動かないことへの不安がある。	49
	できることは自分で行いたい。	50
	誰かの役に立ちながら、毎日を楽しく暮らしたい。	51
	できるだけ外へ散歩に行き、気分転換したい。	52
	面会を楽しみにしている。	53
家族の思い	他の入所者と交流をもちながら、平穏な施設生活を送ってほしい。	54
	可能な限り身体機能の低下を防ぎ、今の状態を維持させてほしい。	55

3．本人との関わりから得た情報		
×月×日	「こんな体になってしまったが、自分にできることで何か人の役に立ちたい」と話される。また、「人に迷惑をかけないよう、今以上に体が悪くならないようにしたい」とも言われた。	56 57
	しばらく会話を続けていると、「ここで面倒をみてもらえるのでありがたい。日々の生活に感謝しながら過ごさなくては」とも話される。	58
×月×日	「施設の外を散歩したいけど、職員さんは忙しそうで、連れて行ってとはいえない」と話される。	59
×月×日	Yさんとの関係が少し深まりつつあると思い、私が「よかったら、時間のある時でいいので手を洗面器のお湯で温めたあと、手や指の簡単な運動をしてみませんか」と声がけを行った所、「そんなことをしてもらえるなんて、申し訳ない」との返答であった。しかし、「もし、あなたが忙しくないのであればお願いします」とうれしそうに言われた。	60
×月×日	「ここにいても、あまりすることがないのでテレビばかりみています」と言われた。	61
×月×日	Yさんの好きな編物の話しをすると、楽しそうに今まで作ったコースターやマフラー等の話しをされた。また、「レクリエーションで編物の活動があるといいですね」との話しかけに笑顔でうなずかれた。	62

4．職員から得た情報		
×月×日	Yさんとの関わりにあたって、以下の点に注意するように指示があった。難聴があるため、大きな声で話すことと転倒しやすいため移乗時には見守りをして欲しいこと、日課の遂行に指示が必要な時もあるとのこと。	63
×月×日	衣類のつくろいものの手伝いや新聞紙でごみ箱を作る作業を行っているが、衣類のほつれや新聞紙があるときに限られる。あらたに雑巾を縫うといった役割を提案する所である。	64
	他の利用者への手助けを率先して行っている。	65
	行事や慰問活動を楽しみにしており、人と触れ合うことが好きである。	66
×月×日	面会がない月があると、情緒不安定になり訴えや被害的な言葉があらわれることもある。	67
×月×日	施設の周囲は交通量の多い危険な場所であり、職員が付き添う時間も限られるため、本人の好きな散歩にあまり出かけることができていない。	68
×月×日	入所当時は、簡単なコースター等の編物づくりを楽しまれていたが、今年の冬に体調をこわしてからは数ヵ月間、行っていない。簡単な編物であれば、行うことができるかを職員に尋ねた所、複雑なものは難しいが、簡単なものであれば指示や声がけによって時間はかかるかもしれないができるのではないか。	69

アセスメントシートⅢ（生活課題の統合・分析）

○○大学○○学部○○学科

学籍番号：　　　　　　　　　　氏名：

1．対象者の状態像（総合）		
心身機能 身体構造	－	・認知症による短期記憶障害と脳梗塞後遺症により左半身に軽度の麻痺が残存し、下肢筋力の低下と膝の痛みがある。 ・面会がない時には感情の不安定さがみられる。
	＋	・意思伝達は可能であり特に日常生活に支障となる BPSD はなくコミュニケーション障害もみられない。
活動	－	・日常生活動作においては立位、歩行の不安定さがあり、更衣、排泄、入浴に一部介助を要している。 ・日課の遂行に指示が必要。 ・散歩に行きたいが、十分に出かけることができない。
	＋	・車椅子に移乗し自走にて施設内を移動できている。 ・日常生活動作はできるだけ自分で行おうとされている。 ・簡単な雑巾がけや洗濯物をたたむことはできる。
	活動制限 　外に散歩に出かけることを好まれるが、交通量の多い危険な場所であり職員が付き添う時間が限られるため、あまり出かけることができない。	
参加	－	・作業があるときや日課の活動以外は、あまりすることがなくテレビをみていることが多い。
	＋	・テーブル拭きや洗濯物をたたむ作業や新聞紙でのごみ箱作りといった施設内での役割もあり、他の入所者に対する手助けをされる姿もみうけられ、自分にできる範囲で誰かの役に立つことを実践されている。 ・リハビリやレクリエーション、行事等に積極的に参加され地域住民や他者との交流を楽しみにされている。 ・散歩、編みもの、テレビで相撲中継をみることが好きである。
	参加制約 　リハビリ意欲は高いが、週に行う回数が決められている。また、レクリエーションには参加されるが、自分の好きな編物の活動はない。	
環境因子	－	・面会がない時には情緒不安定になることがある。
	＋	・家族との関係は良好で、定期的に家族の面会がある。
	阻害因子 　面会がないときには、寂しさから情緒不安定となることがある。	
個人因子	－	・寂しがりやである。
	＋	・人に頼ることが嫌いで、自立への意識が高い。

2．生活課題の統合・分析		

①	生活課題につながる情報の統合化	根拠となる情報の番号
	脳梗塞後遺症により左半身に軽度の麻痺が残存し、握力低下や膝の痛みもみられる。日常生活動作には一部介助を必要としており、体が思うように動かないことや他人に迷惑をかけることへの不安を感じている。	7・8・9 16・19・20 49・57
	リハビリやレクリエーション、行事等に積極的に参加されており、他者への支援や施設内での簡単な作業も行っている。また、自立への意欲は高く誰かの役に立つことを希望されている。	22・23・29 30・31・32 33・34・35 37・45・48 50・51・56 64・65・66
	一方で、作業があるときや日課の活動以外は、あまりすることがなくテレビをみていることが多い。Yさんの好きな編物の話しをすると、楽しそうに話されるものの、現在は行っていないとのことであった。	38・39・61 62・69

	生活課題の分析
	以上から、身体機能の維持に対する関心や活動性の高さがうかがえる。しかし、時間をもてあまされている様子や趣味活動が継続されていない状況がみられる。

②	生活課題につながる情報の統合化	根拠となる情報の番号
	認知症はみられるものの意思疎通は良好である。寂しがりやということもあり、地域住民や他者との交流、家族との面会を楽しみにされている。	1・5・6・31 32・33・36 40・47・53 66
	定期的な面会ではよく外出されている。しかし、面会がない時の情緒の不安定さが時折みられる。また、気分転換を図るために施設外散歩への希望があるが、施設や職員の諸事情もあり十分に応えることができない状況にある。	2・27・41 52・59・67 68

	生活課題の分析
	以上から、意思疎通も良好で他者交流や家族との面会を楽しみにされている。一方で、面会がない時の情緒の不安定さの軽減が十分になされていないことや、気分転換のための機会が少ない状況がうかがえる。

3．現在の状態が継続された場合の今後の予測

① 本人の身体機能の低下への不安が継続され、生活面の自立に対する意欲の低下をまねく恐れがある。また、活動範囲が限られており楽しみや役割の持てる時間が十分に確保されず精神機能の低下も予測される。
② 施設外散歩が行えないことへのストレスや家族との交流ができないことによる情緒の不安定さが継続されれば精神的機能への影響や、認知機能の低下をもたらす。

4．生活課題

① 身体機能の低下への不安を軽減し、充実した施設生活をおくりたい。
② 楽しみの持てる趣味活動や散歩をとおして他者との交流を深めることで、気分転換を図ることができる。

5．支援目標

長期：手指機能を維持し、施設での生活に役割のもてる充実した生活を送るとともに、気分転換できる機会を設けることで精神機能の安定を図る。
短期：1）手浴を用いたマッサージや体操により、手指機能の低下を予防する。
　　　2）趣味の編物を活かしてアクリルたわしを作り、施設内等で使用する。
　　　3）施設外散歩の時間をもうけ、気分転換できる機会を持つ。

6．期待される効果

① 身体機能の維持と好きな編み物を行いながら新たな役割を獲得し充実した施設生活を送ることができる。
② 可能な限り施設外散歩を行うことにより気分転換となり、他者との交流の機会を増やすことで、情緒の安定を図ることができる。

様式7　　　　　　　　　　　**介護計画シート**

○○大学○○学部○○学科

学籍番号：		氏名：	

対象者： Yさん（78歳　女性）		担当学生：

長期目標	手指機能を維持し、施設での生活に役割のもてる充実した生活を送る。また、気分転換できる機会を設けることで精神機能の安定を図る。
短期目標	1．手浴を用いたマッサージや体操により、手指機能の低下を予防する。 2．趣味の編物を活かしてアクリルたわしを作り、施設内等で使用する。 3．施設外散歩の時間をもうけ、気分転換できる機会を持つ。

優先度	支援内容	日時（頻度）	場所
1	1）手指機能の状態を確認する。また、看護師やPT、介護職員より手浴を用いたマッサージや体操が可能かを確認する。	毎朝	居室
	2）手浴を用いたマッサージを行う。 　①　体調確認のうえ、手浴の準備を行う。 　②　手浴を行い、ベースンの中で手指のマッサージを行う。 　③　アロマ液を使用することで、精神的にもリラックスしていただく。	入浴日以外の週3日 午前9時半より20分間	居室
	3）簡単な手指の体操を行う。 　①　グーパー運動 　②　指折り体操 　③　じゃんけんゲーム	毎日 午前9時の体操時間終了後の10分間	デイルーム
2	1）編物に関心のある他の利用者を誘い、簡単な編物を行う。 　①　アクリルたわしを見せ、作成協力を依頼する。 　②　毛糸と鈎針、編み棒等を数種類準備し、選んでいただく。 　③　見本を提示し、編み方等はYさんの指導やテキスト等を参照にする。 　④　他者とともに会話を楽しみながら、編物を行う。	毎日 午後15時半より30分	デイルーム
	2）仕上がった作品を職員に渡し、施設内での使用や家族へのプレゼント用にしてもらう。場合によっては、作品展の参加や寄付活動につなげることで役割づくりにつなげる。	実習最終日	
3	1）体調と気分のよい暖かい日に、定期的に施設の周辺を散歩する。なお、他の入所者の散歩も可能な場合は一緒に出かけ、交流を深める。	週1回、天候と体調のよい日に20分程度	施設周辺

介護計画実践・評価シート

〇〇大学〇〇学部〇〇学科
氏名

学籍番号：

実践項目	実施日	実践内容と状況	対象者の反応と評価
1−1) 手指機能の状態の確認と手浴や体操の実践の可否を確認する。また、対象者の体調を確認する。	（記載例） 手浴は、実践時に、体操は毎日確認を行った。	（記載例） 手浴および体操の実践にあたっては実践前に、必ず関係職員より承諾を得たうえで行った。同時に、対象者の体調の確認と了承を得た。	（記載例） Yさんに、手浴と体操を行う前には毎回、説明してから行ったが、いつも「ありがとう」と言われ関わりを持つ時間が楽しみなようすであった。
1−2) 手浴を用いたマッサージを行う。	（記載例） ×月×日	（記載例） 居室にて手浴の準備を行い、Yさんに不安を与えないよう声がけをしながら実施した。指の曲げ伸ばしも行った。	（記載例） 「きもちいいですね」と言われ、手浴終了後は「もう終わりですか」と言われたので、今後の継続につながる感触が得られ、うれしく感じた。
	×月×日	熱が少し高めであり、実施に至らなかった。	手浴の中止を伝えると寂しそうであった。
	×月×日	手浴の準備を行うと、ビニールシートを敷く作業を手伝ってくださった。また、アロマオイルを入れて行った所、「いいにおいですね」と関心を持たれ会話が弾んだ。	久しぶりの手浴に「うれしい」と言われ、意欲的に参加された。手浴以外にも関わりを持つことがYさんにとっての楽しみにつながっているのではないかと感じた。
1−3) 簡単な手指の体操を行う。			
2−1) 編物に関心のある他の利用者を誘い、簡単な編物を行う。			
2−2) 仕上がった作品を施設内で使用してもらう。			
3 施設の周辺を散歩する。			

様式9　　　　　　**介護計画の考察（振り返り）シート**

　　　　　　　　　　　　　　　　　　　　　　　　　　　　　○○大学○○学部○○学科

　　　　　　　　学籍番号：　　　　　　　　　　氏名：

以下の内容について、記入する。
① 情報収集と分析、目標の設定や支援内容は、本人の状態像やニーズに即しており、適切であったか。
② 介護計画の実践をとおして学んだことや反省点。
③ 今後の課題。

(5) 実習の振り返り　様式10

　実習終了後には、実習の振り返りとして総合反省を行う。記録内容は実習目標への最終評価と学びや課題等について記録する。

　実習にあたって設定していた目標に対する到達状況について記録することで、自己の学習を振り返ることができる。目標を達成するための実習ができていたか。得られた成果は何か、残された課題は何か等を具体的に記入していく。

　まず、①実習にあたって設定した目標に対してどのような実習姿勢で臨んだのか。それによって達成できた部分は何か、達成できなかった部分は何かについて述べる。ここで留意したいのが、「できた」もしくは「できなかった」という極端な自己評価のみでは学習状況を十分に伝えることはできない。したがって、どのような努力を経て達成できたのか、また、できなかった点は何でありその理由をどのように捉えるのかといった踏み込んだ記載が必要である。目標の達成状況のみでなく実習をとおしての学びや反省から、自分は何をどのように理解しさらなる学習につなげなければならないのかについて考察するところに実践学習の意味はある。

　次に、②実習をとおして学びとなった点や自己への気づきとして、実習全体を振り返る。目標以外で理解した部分や収穫となった部分についてまとめ、専門職としてどのように関わるべきか自己覚知できた部分について述べる。最後に、それを踏まえた③今後の課題として、残された課題やそれに対してどのように学習をすすめていくのかといった確認をしておくことで、さらなる向上を目指し学習を深めていく動機づけを行うことが重要である。

　実習での振り返りをその後の学内学習に反映し、また実習先で経験を重ねるといった、学校と実習現場の両輪によって、専門職としての資質を磨き上げていくのである。

様式 10

実習の振り返り

○○大学○○学部○○学科

学籍番号：　　　　　　　　　　　氏名：
実習施設：

① 実習にあたって設定した目標の達成状況。

② 実習をとおして学びとなった点や自己への気づき。

③ 今後の課題。

指導者の助言

指導者氏名

Ⅳ．実習中のカンファレンスと
スーパービジョン

１）カンファレンスとスーパービジョンの意義

　カンファレンスとは、協議や会議等の意味合いを持つ。実習先では、ケアプランの立案や見直し、評価といったケースカンファレンスや困難事例の検討等個別援助に関わる内容や行事、クラブ活動、アクティビティの検討や諸対策等施設の運営に関する協議、職種間の連携に必要な周知、協議事項等さまざまである。実習生は可能な限りこのようなカンファレンスの場面に参加するとよい。個別援助の過程や生活支援の全体像、あるいは多職種連携の実際を体験的に理解できるという点では有意義であろうと思われる。また、職種間の情報共有の大切さや多様な視点で支援を考え合う場を持つことの重要さが理解できる貴重な機会となるのではないか。

　実習生に対するカンファレンスとして、スーパービジョンの機能を活用した、学生同士または教員や施設職員が同席したグループカンファレンス等がある。スーパービジョンとは、スーパーバイザーがスーパーバイジーに対して、適切な援助指導を行うことである。学生と指導者や教員が１対１で行う個人スーパービジョン、学生同士やそこに指導者が加わればグループスーパービジョンと位置づけることができる。それぞれのねらいは、次のとおりである。個人指導を行う個人スーパービジョンは、学生の課題への取り組み状況等に応じて個別教育することで学習効果をあげることである。また、グループスーパービジョンにおいては、お互いの意見を交換しあうことで、客観的に自己を振り返ることができ、多様な視点から物事を捉えることができ、よりよい課題解決や支援方法への道を切り開くことにつながる。学生の思考過程を応援しその幅を広げるためにできるだけ指導者の助言は、あとにまわしにするとよい。先に指導者が解決策や助言を提供することで、学生の考えようとする力を摘みとってしまうことにもなりかねない。そうすると、どうしても思考の幅が狭くなり指導者への依存も強くなり受動的な実習姿勢となってしまうのである。学生が主体的に物事を考え課題解決が図れるよう、この機会を活かしながら慎重に指導にあたりたいものである。

２）学生によるグループカンファレンスの流れ

　ここでは、複数の学生が同じ実習先で実習を行う場合に活用できる、学生によるカンファレンスの具体的な実践方法についてみていく。自主学習の時間が実習先で提供される場合がある。また。学生が自ら学習時間を確保し、意見交換を行う場を依頼することも貴重な学習の機会となる。実習を重ねると、現場の状況からさまざまな思い

や考えが表出する。学生それぞれが討議したいことや悩んでいること、明確にしていきたいことなどについて話し合う機会を設けることで、課題の背景や本質を理解し活発な意見交換によって思考の整理や課題解決の方向性を探る糸口を得ることができる。それぞれの思いを言葉に出し、感情の共有あるいはディスカッションを重ねることでより発展的な学びが得られ、学生自身の思考の幅は広がっていく。他者の客観によって自己の主観がどの程度、信頼できるものなのかを吟味するよい機会ともなる。さらに、学生のみでは経験や知識、技術の不足によって手に余る負担の大きな課題も想定される。最終的に課題解決への方向性がみつからない場合には指導者や教員の同席によって有効な助言を受けることが望ましい。

　次に、具体的なディスカッションの流れについて参考例を提示する。

　　①　テーマの設定（疑問に感じた点や課題となっている点、確認したい点などについてあらかじめ決めておく）
　　②　テーマを選択した理由
　　③　現状と課題点
　　④　課題点と考える理由
　　⑤　望ましい対処方法（方向性）
　　⑥　対処するうえで必要な検討事項

　なお、提示したテーマについては、その場で解決しなくてはいけないものではない。実習日数を重ね体験を積む中で理解できることもあるし、自己学習としてテキスト等をあらためて振り返ることや、場合によっては調べものを行うなど時間をかけてじっくり取り組むことが必要な内容も多いことが想定されるからである。それらをとおして学習力を高めることも、グループカンファレンスの有効な活用法であろう。

３）教員の巡回指導（中間カンファレンス）と最終カンファレンス（反省会）

　次に、週１回の割合で実習先を巡回する担当教員の役割とカンファレンスのすすめ方について述べていく。

　担当教員が巡回指導で行う内容は以下のとおりである。

① 学生の健康状態の把握

② 実習状況の確認

③ 学生個々の課題の進捗状況の把握

④ 記録物等の確認

⑤ 悩みや困りごとの確認と相談および助言

⑥ 実習先との情報交換、調整

　巡回指導は、個別に対応すべき内容とグループでの中間カンファレンスの実施による指導内容とに分けられる。個別相談が必要な場合を除いて、複数の学生が実習していれば、学生と教員、可能であれば実習先の指導者の参加によって、中間反省会を実施する。これまでの実習の振り返りを行うことで今後の課題を明確にすることができる。実践内容を確認し目標達成に至らない部分を残された実習期間内に、どのように取り組むべきかを整理していくことで、その後の実習方向を定めていくことができる。

　最終カンファレンスで行う内容は、実習の総合反省会である。ここでは、最初に、学生一人ひとりから実習での総合所感や反省点等について発表する。それぞれが実習で感じたことや学んだこと、目標に対する到達状況の報告や残された課題、今後の学習に活かすべき内容などについて総括する。これを受けて、実習先の指導者や教員が助言することにより学生が実習の成果を感じられる場としていくことが大切である。

Ⅴ．実習終了後のケーススタディの作成と報告

1）ケーススタディの作成と報告の意義

　実習終了後の学習のまとめとして、実習成果としての報告書を個別にまとめ発表していくことは、学生の専門性をより発展させるための学習として重要である。これは、「介護実習」を導くための「介護総合演習」の科目の中で実習の事後指導とともに実施していくことが適切であろう。各実習の終了後には、学生が「実習をとおしての学び」をレポートにまとめ発表するという形をとられている養成校も多いであろう。しかし、「介護実習Ⅱ」の大きな学習課題は介護計画であり、介護の現場に就職すれば「ケアプラン」の実践に携わることになるため、個別介護の展開を多くの学生が持ち寄ることで、さまざまな対象者への取り組みについて考える機会を持つことができる。また、自分の実践した介護計画が他者の視点からはどのように捉えられているのか意見を交わすことで、支援のあり方を多面的に理解することができる。さらに、自身の課題や他者の課題を共有することは対象者の個別性を考えていくうえで、実に効果的な学習となるのである。このために必要なのが個別介護計画をとおして対象者をどのように理解し支援方法を模索したのかについてまとめた「ケーススタディ」の作成である。

　ケーススタディ作成後の報告に関しても、介護現場ではプレゼンテーションを行う機会は多くあるためプレゼンテーションの準備や資料の提示方法、発表内容やすすめ方について体験をとおして学ぶことができる。グループ間の役割意識等も養うことができよう。

　報告会の参加者（聞き手）にとっても大きな意義がある。ひとつには、指導に関わった教員や実習先の指導者が学習成果や学生の成長を確認する場でもあり、指導上の反省点に気づく振り返りの機会ともなる。ふたつめは下級生にとっての意義である。先輩の報告を受けて、次に自分たちが行う実習課題にどのように取り組んでいったのかを感覚的に理解することで「実習Ⅱ」の実習事前指導に対する意識づけが強化される。自分たちがこれから行う実習課題を先輩方はどのような方法で達成したのか、その流れを直接聞く機会を得ることは次段階実習のレディネスを養う意味においても有効であるといえる。

2）ケーススタディのまとめ方

　ケーススタディの記録では、「実習Ⅱ」で展開した個別介護計画の実践を報告書とし

て作成し、個別介護計画実践後の自己の支援過程への振り返りや学びをまとめること
となる。ここでは、報告例を用いながら、実際にはどのようにケーススタディとして
まとめていくのかについて述べていく。以下に、具体的な記入例を手順を追って示す。

　「はじめに」では、Yさんをケース対象者として選んだ理由や背景について述べる。

　次に「対象者の概要」を大まかに述べる。対象者がざっくりと理解できる程度の内
容となる。生活状況に関しては、一日の生活、サークル、行事等の参加、施設での役
割の有無、興味・関心等を記入する。

　「得られた情報と分析の統合」では、援助目標を立案した根拠（原因等）となる情
報や、導くことができた具体的な援助内容が可能であることを示す事柄についての情
報を簡潔にまとめ（不必要な情報は載せない）、得られた情報からどのように生活課題
を分析し、何を目指そうとしたのかについて述べる。つまり、生活課題とその根拠を
情報の統合と分析によりまとめる作業である。

　具体的には、①○○と○○、○○等の情報から～と捉えることができる（Step1）。
②その結果、○○が生活課題としてあがった（Step2）。さらに、③○○の情報から○
○が可能（具体的な援助内容につながる部分）であるため、④○○の支援によって⑤
○○といった効果が期待できるため、生活課題を～とした（Step3）、とすすめていく。

　情報に関しては、本人との関わりから得た情報、職員から得た情報、記録から得た
情報など出所を明確にし、主観的な自己判断ではないことを明確にする。また、少な
すぎる情報では、信頼性に欠け総合的に分析することはできないので留意する。内容
については、実習で用いたアセスメントシートを参考にする。

　次に「介護計画の目標」として、生活課題を踏まえて目指すべき目標を長期目標と
短期目標に分けて明記する。

　「具体的な援助内容」では、上記の目標に対して実施した具体的な援助計画や内容
について述べる。また、実施にあたって留意（配慮）した点についても記載しておく。

　「実践結果と評価・考察」では、具体的な援助計画や内容について、だれが、いつ、
どこで、何を、どのように、なぜ、どれくらい行ったのか（5W2Hを意識して）、を
意識し評価を加える。さらに、考察として上記の関わりをとおして、どのような様子
がうかがえたのかについて述べ、計画の変更や修正があればそれらを含め経過を述べ
ていく。ただ、生活課題が多くありそれに伴って具体的な援助の内容も多く、記載ペー
ジに制限が設けられている場合は、対象者にとって一番受け入れられ、実習生が力
を入れた援助内容に焦点化して報告するとよい。

　最後に「おわりに」として、介護計画の実践をとおしての反省やまとめを記入する。

今回の関わりから得られた学びと対象者にとってどうであったのか。また、自己反省すべき点や今後の課題は何かについて自己理解し専門性についての学びを深める。また、関係者への謝辞を伝えることも大切であろう。

　文末には、援助計画や考察のなかで活用した文献があれば紹介しておく。

（例）「Ｙさんの生活空間の拡大と余暇生活の充実を目指す関わりをとおして」

実習先施設：　　介護老人福祉施設　　Ａ

学　籍　番　号：

氏　　　名：

1．はじめに

　施設での生活は、入所前の生活状況とは環境が大きく変化し、それまで馴染んできた日常生活と比べ、生活空間や人間関係は限られている。充実した施設生活を継続するためには可能な限り本人の楽しみを見出し、交友関係を広げることは大切な課題である。

　しかし、今回、受持ちをさせていただいたＹさんは、施設に入所されて3ヵ月とまだ日も浅く、特に誰かと話をするということもなく居室で過ごされていることが多く寂しそうに過ごされている印象を受けた。そこで、本人の楽しみや興味を生活に取り入れ他の入所者とともに楽しめる機会を提供することで、少しでも交友関係が広がり有意義な施設生活を送ることができるきっかけとなればと思い、取り組ませていただいた。

2．対象者の概要

　（1）氏名（性別・年齢）：Ｙ．Ａさん（女性 85歳）

　（2）既往歴：脊柱管狭窄症　高血圧症　アルツハイマー型認知症

　（3）障害の程度：要介護度 要介護3 障害高齢者自立度 Ａ1 認知症高齢者自立度 Ⅱa

　　　両下肢に軽度の麻痺あり

　　　（障害者の場合は障害程度区分・身体障害者手帳の等級等）

　（4）ＡＤＬ：排泄（トイレ）、入浴（一般浴）、更衣は一部介助。その他は、ほぼ自立されている。また、歩行時には、Ｔ字杖を用いて移動されている。

　（5）生活状況（施設での過ごし方）：

　　　　入所して間もないこともあり、特に気の合う他者との関わりもなく、比較的一人で居室にて静かに過ごされていることが多い。また、できることは自分で行なうといった意欲はあり、ＡＤＬ面で人の手を借りることに関して遠慮をされることが多い。サークル等は気の向くときは参加されるが、

参加状況は少ない。認知症により短期記憶障害がみられ、日課の理解が十分できず日常生活場面で職員の声掛けが必要とされる場面もみられる。

（6）性格：口数は少なく温和である。頑固な一面もみられる。

3．得られた情報の分析と統合

（Step1）Yさんは、住み慣れた環境を離れ知人と交流できる機会をなくしてしまったうえに、施設に馴染むことが十分にできておらず、他の入所者とも深く関わることができていない状況である。また、施設内のレクリエーション活動に消極的であり、それは、一緒に楽しめる仲のよい入所者の存在がないことも影響しているのではないかとの情報を職員よりいただいた。さらに、日常生活は可能な限り自分で行いたいという意思は強く、できる部分の維持とＡＤＬのさらなる自立に向けたケアプランが立てられているとのことであった。余暇活動に対しては、今後さまざまな活動への参加をとおして本人の関心の高い内容を探り、継続できるものを提供していきたいとのことであった。

記録からは上記に記載した疾患名、ＡＤＬの状態等について情報を得た。また、入所前の状況からは、以前の趣味が園芸であり公園等の花壇の手入れを行っていたが、脊柱管狭窄症による両下肢の痺れがみられるようになってからは外に出かけることも少なくなり園芸からは遠ざかってしまっているようすであること、入所前までは近隣の畑を借りて家庭菜園も行っており毎日のように畑へ出かけてみえたことがわかった。その他、入所を期に短期記憶障害や見当識障害といった認知症の症状が徐々に進行しているとのことであった。入所後の状況からは、入所して間もないことや他の入所者から話しかけられれば返事をされてはいるが、自分から積極的に関わるようすはみられないとのこと。レクリエーションは、活動内容に興味がないとのことであまり積極的に参加されることはないとのことであった。

さらに、本人との関わりからわかったことは、日中の余暇活動にはあまり参加されず食事や入浴といった日課以外には自室に入り、寝たり起きたりしている状況がみられ、起きているときは特に何をするわけでもなくぼんやりと窓の外をみているかテレビを見ていることが多いことである。

本人との関わりからは「家に帰りたい」「ここにいてもすることがなくどうしてよいかわからない」「ここは知らない人ばかりで話す人がいない」といった声が聞かれた。レクリエーションの参加について伺ったところ、「一緒に楽しめる友人もいないし、騒がしい状況や音が苦手なのであまり参加しない」とのことであった。

　（Step2）以上より、入所間もないこともあり、施設の生活に慣れつつあるところで、他者との関係性がまだ浅いことが感じられた。日中の活動性は低く居室で過ごされていることが多く、レクリエーションへの参加意欲も低い。しかし、ＡＤＬ面において自分でできる部分は行いたいといった意思はあり一部介助項目は今の所、少ない。認知症の症状はみられるものの職員の指示があれば日課をこなすことは可能で日常的な手間となるような精神・行動障害は今の所見受けられず、施設で「することがない」ことへの不満足感がうかがえた。特に、Ｙさんにとって楽しめる余暇活動がないことや共に時間を過ごすことのできる相手がいないことも居室へ閉じこもってしまう原因になっているのではないかと考えた。

　このままの生活が継続されると他者との交流もなく生活空間が限られ、充実した日常生活を営むことができない。それにより、生活意欲の低下による身体機能の低下と精神機能の低下による認知症の進行が予測される。

　（Step3）Ｙさんは、温和な性格であり自分から他の入所者に対して積極的に声をかけることはないが、話しかけられても拒否される姿はみられないため、きっかけがあれば他者とより深い交流が可能ではないかと考える。また、現在、Ｙさんにとって施設で楽しいと感じられるものが特にないため、本人の関心の高い園芸に関連したレクリエーション活動を提案することで他者とのふれあいや楽しみの持てる生活空間を確保し充実した生活につなげていくことができるのではないかと考えた。

　以上から、Ｙさんの生活課題を「余暇活動の充実と他者交流の機会を増やすことで楽しめる生活を送りたい」とした。

４．介護計画の目標
長期目標：他者との交流の機会を増やし、楽しみの持てる充実した施設生活を送る。
短期目標：過去の趣味を活かした活動を他者とともに定期的に行う時間を持つ。

５．具体的な援助内容
　具体的な援助内容として、以下の３点をあげた。
　①　天気のよい日には、他者を誘い施設外散歩に出かける。
　②　花壇の手入れを行う。
　③　季節の草花を用いた押し花しおりを他者とともに作成し施設内に掲示する。
　なお、関わりにあたっての注意事項は、本人の体調と気分を考慮しながら行なうことと、実践時は常に職員の許可を受け、必ず見守りのもとに行うことである。

６．実践結果と評価・考察

　①については、天気がよい日を選んで3日ほど行うことができた。初回は、「近くの公園では、今、花がきれいに咲いていますよ。よろしければ散歩に出かけませんか」と声掛けしたところ了承いただけ、近くの公園へ意思疎通の可能な入所者3人と共に、指導者に引率していただき実施することができた。指導者を介しながらではあったが他の利用者との会話を楽しまれていた。2回目は、最初と同じメンバーで近隣の畑に囲まれた道を散歩した。道端に咲く草木に興味を示されいろいろな説明をしてくださった。また、他の利用者との会話にも少し慣れたのかYさんからも他の入所者に対していろいろな質問がみられた。これを機に、「季節の草花を用いた押し花しおりをみなさんでつくってみませんか」と問いかけたところ、同行した入所者より「難しくないですか」と言われたため、手順を説明した。すると、「Yさんがいろいろと詳しいのでどの花がいいのか教えてもらうといいね」といった意見が出され、Yさんは「私なんて、何もわからないですよ」と言いつつ笑顔をみせられた。施設に帰ると、Yさんから「いつ、押し花をつくりますか」と言われ、翌日から③の準備にとりかかった。〇田（2010）の「簡単にできる押し花の作り方」を参考に、関心を示された入所者に説明し実施日と時間を決めた。3回目の散歩時に草花集めを行い、散歩に出かけたメンバーを含め合計7名の入所者と作業をすすめることとなった。

　③については、3回目の散歩をかねた押し花の材料を収集した後に7名の入所者に談話室に集まってもらい、押し花の手順を説明し好きな草木を手にとっていただき押し花づくりを実施した。草花が乾燥するまでの間に押し花の台紙となるしおりの形を選んでいただき台紙のカットを行った。その後、押し花を台紙に貼りつけ、しおりの上に穴を開けリボンをとおして完成させることができた。この間のYさんは、作業開始の時間を伝えることは必要であったがその都度、「今日は～をします」と内容を伝えると理解されていたようで毎回、嫌な顔をせずに参加していただくことができた。参加時には、作業をとおしてお互いができない部分については協力し合いながら行っており、少しずつではあったが会話も広がりYさんの笑顔も多くみられるようになっていった。

　②に関しては、施設より空いている花壇のスペースを利用させていただくことができた。Yさんに、花壇の手入れを行ってほしい旨を伝えると不安げにうなずかれた。最初は椅子を準備し手の届く範囲で土をならしていただき花のYさんに場所を確認しながら苗を植えていった。その翌日から、一緒に水まきを行った。苗を植え

る場所を指示していただこうとした所、「あなたの好きな所でいいよ」と言われ、ど
うしてよいのかわからないといったようすであった。翌日からの水まきをすること
自体は忘れてしまっていたがそれでも、声をかければ花壇へと向かいあらかじめ用
意すれば水をまくことはしていただくことができた。

　立ち上がりがやや不安定なＹさんにとっては、雑草を抜いたり苗を植える作業に
は注意を必要とした。また水まきを毎日の日課としたが本人は忘れてしまうため常
に声掛けを行いながら継続した。

　Ｙさんには、介護計画の具体的な援助方法すべてに参加していたくことができた。
②については今後も継続することが可能な活動ではあるが、水やりの表情や言動か
らは楽しめているかどうかまでは読みとることはできなかった。

　今回の実践をとおして、何らかのきっかけづくりを支援者が提供するといった側
面的な働きかけによって、以前に比べてＹさんの会話量や笑顔も増え、散歩や作業
等により居室にいる時間も少なくなったことから、主体的に生活を楽しむことが少
しはできるようになりつつあるのではないかと感じた。今後は、Ｙさんの交友関係
を深めるためにも散歩や関心の高い草花のしおりや壁掛け等季節に応じて内容が変
化し楽しめる内容を継続的に提案しながら関わることでＹさんにとって少しでも楽
しみの感じられる生活が提供できるのではないかと考える。

７．おわりに

　今回担当させていただいたＹさんにとって、援助内容が本当に適切であったのか
は短い関わりの中では判断することは難しい。しかし、なかなか他者と馴染めずに
いるＹさんが、少しずつ自分を解放していく姿がみられうれしく感じた。一方で、
Ｙさんの意思を十分に確認せずにやや強引に援助をすすめてしまった時もあり反省
すべき点であった。本人が主体的に取り組むことで精神的な自立が可能になるため、
本人の意欲を高める援助方法については今後さらに学ぶべき課題となった。

　謝辞：介護計画の実践にあたり、ご協力いただきましたＹさんをはじめ入所者お
よび職員の方々に心より御礼申し上げたい。

参考文献

　（例）○田　○男（2010）『簡単にできる押し花の作り方』○○出版，p 69-76

Ⅵ．実習終了後の学生の実習に対する
自己評価と施設評価の傾向

介護実習は最終的に個別評価され成績として学生に反映されることになる。しかし、同時に、教員や実習指導にあたる職員等の関わり方も評価されなければならない。なぜなら、学生に与えられた課題の遂行には実習前の教育や実習中の教育のあり方が学生に影響を与えるため、教育や指導が不十分だと学生を自分の力が発揮できない環境に置かせてしまうことになりかねないからである。そこで、実習をすすめるうえで学生の実習に対する評価の傾向等を知るとともに指導者側の課題も明らかにすることは大切である。

　ここでは、筆者が以前、実習指導への課題を明確にすることを目的として実施した実習終了後の調査結果をもとに考察した学生、教員、実習指導者のそれぞれの実習課題についてふれていく。

　N大学において初期段階の施設実習終了後に73名（有効回答は70名）の学生を対象として実施した学生自身による実習の評価と満足度や実習段階目標の達成状況等に関する調査と、最終的に全実習段階（3段階に分けて行った施設実習）をとおして実施（同一学生による比較を行うため、全ての調査に対して回答が得られている学生52名を分析対象として実施）した各実習段階終了後の学生自己評価と施設評価の比較からみえてきたことについて紹介したい。

1）学生の評価と施設評価の差

　初期段階の施設実習の最終的な総合評価では、学生と施設との評価が一致していなかった（施設評価か自己評価のどちらかが高い）学生43名を抽出してその評価差について検討した。学生の自己評価の高い群と低い群では施設の評価に差がみられるかどうかについて、χ^2検定を用いて比較したところ有意差がみられた（p＜.01）。学生自己評価の高い群は施設評価が自己評価より低く、学生自己評価の低い群は施設評価が高いという傾向であった。さらに、学生と施設の総合評価のちがいについては、施設評価に比べて学生の自己評価の低い群では「コミュニケーション」「観察・記録」「積極性」「責任感・誠実性」といった評価項目において学生の自信のなさがうかがえた。反対に、施設評価に比べて自己評価の高い群は「学習意欲」「礼節」「コミュニケーション」「協調性」であった。これはN大学における学生個人の捉え方や各施設の評価視点の差といったちがいがあり、一般的な傾向であると断言することは困難である。しかしながらこれらの項目については施設に十分伝わりきれていないか学生自身の認識が薄いといった可能性もあるため、学生はさらに自己理解を深めるとともに教員は施

設側とのコミュニケーションをさらに深めていく必要があると考える。特に「コミュニケーション」力をどこまで評価できるのかといった点は評価基準が非常に難しい評価項目でもあるといえよう。

　その他、学生の自己評価結果からみえてきたことは評価項目の中でも「観察・記録」「積極性」の低さがうかがえ、記録や技術面での学内指導をさらに充実させていく必要がある。「介護技術」についても他の評価項目と比べて低い傾向にあった。これは最初の実習ということもあり自信のなさからきている部分もあるのではないかと考える。したがって、実習施設先において参加可能な部分から少しでも実践活動に参加させていただける機会が確保されるよう調整していくことも大切であろう。そのためには学生の積極的な実習態度が前提にあることも必要であるため、積極的な実習ができるよう実習目標をより具体的にわかりやすく伝え学生のモチベーションを上げていく教員や指導者側の努力も不可欠である。しかし、全実習段階終了後の調査結果から学生自己評価と施設評価の実習段階間比較をみると、施設評価と比べ数値的には学生の評価値は低いものの着実に上昇（成長）していることがうかがえ、施設評価でも段階を踏まえることで評価値が高くなっていることから、自己評価値は低くても段階を重ねることで力になっていくことが確認できた。さらに、施設評価の結果についても、学生自己評価の低かった「観察・記録」は段階を重ねるごとに評価が上昇しており、最終段階の実習では高い評価となっていた。その背景として、最終段階実習の個別援助計画の実践にあたっては、教員や指導者による個人スーパービジョンが充実しているため成果となって表れたのではないかと予測する。一人の対象者に深く関わり援助計画をすすめることで「観察・記録」の力も伸びていくのであろう。他方で、指導者側の課題としては、もう少し「観察・記録」の充実とは具体的にどのような内容を目指しているものなのかを早い時期から具体的に学生に示す必要もある。

２）学生の実習に対する満足度とその関連項目

　学生の実習に対する満足度調査については、「満足」「やや満足」「やや不満」「不満」の４段階評価で実施したところ、７割の学生はほぼ満足しているという結果であった。「満足・やや満足」と答えた学生の理由では「利用者との関係」、「実習への興味・関心」、「実習内容の充実」、「学内学習での習得度」といった回答が多く、「不満・やや不満」と答えた学生の理由では「実習内容の充実」、「実習への興味・関心」、「職員との関係」等があげられた。総合満足度とその理由との間でχ^2検定を試みると「学内学習

での習得度」と「実習内容の充実」の項目についてのみ、統計学的な有意差がみられた（p＜.05）。

　その後、実習全ての段階をとおして学生の実習総合満足度はどうであったかについて、各実習段階の調査に対して全て回答が得られた 52 名の学生についてみたところ、実習段階間の実習満足度の比較からはさほどちがいがみられなかったが、最終段階の実習では、わずかに満足度（の平均値）は上昇していた。さらに、実習総合満足度の評価理由について複数の項目をあげ該当項目を選択してもらったところ、満足度が低下した学生の回答と満足度が上昇した学生の回答では選択項目が同じような傾向となっていた。実習の満足度に影響を与える項目は回答人数の多い順から、「利用者との関係」「実習への興味・関心」「実習内容の充実」「健康状態」「スーパービジョンを含む職員との関係」「積極性の有無」等であった。これは、実習に意欲的かつ積極的に取り組むことができるように学生のモチベーションをあげるための工夫が必要であり、利用者や職員との関係性の構築などもさらに指導すべき課題である。また、人と関わることに苦手意識のある学生に対しては、コミュニケーション技術や対人援助技術といった教育をより充実させなければならない。介護技術の基礎となるこの部分が理解できていないままの実習となれば実習効果はあがらず、本人にとって実習は苦痛となり実習満足度も低くなっていくことが予測される。

　以上から、効果的な学習指導につなげていくためには学生の努力もさることながらこれらの課題と向き合い学生の状況に応じた指導内容や実習体制の工夫等さらなる努力が指導者側にも要求されるといえよう。

Ⅶ．学生が実習中にであう困りごとと
アドバイス

ここでは、学生が実習中にかかえる悩みや困りごとについて、頻度として多かった過去の事例をもとに、その指導内容についてまとめてみた。

１）「コミュニケーションがうまく図れない」

　コミュニケーションに関する相談は、実習が初期段階であるほど多く寄せられる内容である。先に述べておくが、うまく図れなくて当然である。そのために学習の機会が与えられているのである。利用者とのコミュニケーションは、人間的な関わりを持つ最初の段階であり支援を行ううえで最も大切なものである。このコミュニケーションについては、さまざまな悩みが寄せられる。例えば、①コミュニケーションが続かない、②何を話してよいのかわからない、③話が通じない方とのコミュニケーションをどうしたらよいのか等である。

　①に関しては、利用者との会話の中で、間ができてしまう沈黙の時間に耐えきれず、どのようにその場をやりくりしたらよいのか苦悩する状況がうかがえる。②については、ジェネレーションギャップを含めた悩みであろう。今まで、高齢者や障がい者と触れ合う機会がないことや高齢者の場合には、生きてきた時代背景等が理解できずに会話の糸口が思いつかない等がその要因としてあげられる。①や②は、話題性の欠如や会話のキャッチボールがうまくできないといったコミュニケーションスキルの未熟さからくる課題もあげられるが、そもそもコミュニケーションの本質は何かを理解していないと、話を続けることのみに集中してしまい、何のためにコミュニケーションを図るのかといった本来の目的を見失ってしまうことになる。いずれにせよ、人との関わり方は、短時間で習得できるものではないため、じっくり時間をかけ試行錯誤しながら学ぶ過程が大切なのである。③については、個々に応じたコミュニケーション方法の確立であり、非言語的な手段を用いる、日々の観察によって感情や訴えを理解する、特別な伝達方法や手段を知る等、時間をかけて関わる中でみつけられるものである。いずれにせよ、コミュニケーション方法を工夫する働きかけや努力を積み重ね、あせらず根気よく関わることが大切であろう。

　いうまでもなく、コミュニケーションは、会話を続けることではない。その方を理解しよりよい関係を築くことが大切で、それができたことによって初めて支援に対して利用者の了解が得られるのである。また、関わりの中で得られた情報をいかに支援につなげていくかといった、支援の手立てを考える参考とすることが重要であろう。

学生の考える、「上手なコミュニケーション」は、目指すべきコミュニケーションのあり方と一致するのかどうかを今一度、考えてほしい。

2）「言葉遣いをどうすべきか」

　実習先で、利用者との関係性が深くなるにつれ、敬語が遣いづらくなるようである。また、職員も必ずしも日常的に敬語を用いているわけではないため、実習生もついつい親しみを込めた“タメ口”を使ってしまうことがあるという。もちろん、学校では敬語を使うように指導されていることであろう。介護の目指すところは、自己決定による自立支援と個人の尊厳の遵守である。相手のプライドを傷つけないということはどのようなことなのか。最低限、これを保持できるのは言葉遣いではなかろうか。また、配慮に欠けた言葉遣いは、第三者（保護者や家族、訪問者等）からみてどう受けとられるのか、サービス従事者の基本的態度としてはどうなのか、利用者がそれを求めているのか、“タメ口”でなければ入所者との関係は近くなれないのか、いろいろと考えてほしい。一生懸命、相手と関わりを深めようとする努力は応援したいが、関わりを深める手段が“タメ口”でよいのか、専門家としてのスタート地点であるからこそじっくり考えてほしい。相手を尊ぶ気持ちさえぶれなければ、何も堅苦しい言葉を使わなくてもよいのではないかといった意見もあろうが、“タメ口”自体がすでに尊厳を保持することから外れていることに気づいてほしい。気持ちは言葉に忠実に表われるものなのである。

3）「どこまで手を出してよいのかわからない」

　実習現場では、指導者からの指示を待ちながら実習をこなすというより、自分から積極的に“今、何をすべきか”“何ができるのか”“実習課題到達に必要な実践内容は何か”を考えながら実習に臨む姿勢が必要である。しかし、実習生からは、“自分が何をしてよいのかわからない”“〜をしたいのだが、行ってよいのかどうかわからない”“指示をいただいている担当者がどこかへ行ってしまい、放置状態になり不安になる”といった意見も多く聞かれる。いずれも、受け身の状態で実習していれば当然自分のなすべき行動がわからなくなってしまう。さらには、実習受け入れ施設側としては消極的な実習態度として受けとられてしまう。担当指導者をつけ、マンツーマンで学生の指導体制を準備していても、日々の支援内容が流動的かつ突発的な出来事も起こり

得る現場では、利用者の安全や安寧の確保が最優先されるため、どうしても実習生につきっきりというわけにはいかないのである。実習生は職員の忙しさを気遣い、声をかけることができない状況があることは理解できる。しかし、遠慮していても学習は前にすすまないし、大変な状況であるからこそ今自分がやれることや新たな学習ができる部分もあるので、いかなる場合においても学習内容をみつけていくこと、目的意識を明確に持つことが大切になる。"忙しそうだから"とか"もし、迷惑がられたらどうしよう"という謙虚な姿勢や不安もあろうが、本当に遠慮してほしいことやしてほしくないことであれば職員は、はっきり伝えるであろう。"待つより向かう"ことで、いろんなことが体験できより深い学習に結びつく機会が常にあるということを意識するとよいのではないか。当然、そのような実習態度は消極的ではなくて、積極的な態度としても受け止められていくのである。

4）「職員によって支援方法がちがい、どれを参考にすればよいのかわからない」

　このような悩みに対して、まず、考えてもらいたいことは"なぜ、支援方法がちがうのか"ということである。"やり方"がちがう背景にはいろいろな理由が考えられる。職員の利き手、身長、体格、得手不得手、体力、力の入り方のちがい等によって、自分に一番適しており利用者に負担のかけない方法を、今までの関わりから確立している可能性がある。したがって、支援の大筋は同じだが、支援者個々の負担も考慮したそれぞれの方法が違う場合は一概にどの方法がよいかということは難しい。そのため、どの方法であれば自分も安全にできるかといったことを考えるべきであろう。

　しかし、支援内容のちがいは施設内で意識統一が図れていない場合も想定されるため、この場合は、利用者にとっては迷惑なことであり負担がかかることとなる。極端な例を用いれば、A職員は排泄介助でオムツを使用するが、B職員はオムツを使用しながらも尿器を併用する場合等である。いずれにせよ、支援内容や程度を十分に見極めて判断することが必要となる。

5）「入所者が他の入所者に対して辛辣な言葉を言う」

　学生は、認知機能に大きな支障がみられない入所者が認知症のある入所者の精神・行動障害をみて「あの人は頭がおかしい・・・」とか、「何をやっているの！」と言っ

ている場面に遭遇することがある。挙句の果てには「学生さん、放っておきなさい。関わらない方がいいよ」等。実習生にとっては、つらい言葉である。認知機能が維持されているか、軽度な方が重い認知症を患った方の精神や行動が理解できないところに原因はある。言われている本人にとって他者からの罵声は意味の理解にかかわらずストレスになる。また、辛辣なことばを言う方との信頼を維持するためには、ストレートに訂正したところで理解を得られるとは限らず、逆に感情を壊されることが予測されるため対応には慎重にならざるを得ない。

　どこまで、理解していただけるのかは人それぞれであるが、個々の存在や生きてきた人生を認めてもらうことや疾患に対する理解を、時間をかけ育むことでいつかそれが支援にかわればと願わずにいられない。実習生の態度としては、肯定するのでもきつくその場で否定するのでもなく、言われている本人も言っている本人と同じように大切な存在であることを理解していただく努力をすることが大切であろう。

６）「学校と施設で技術の方法がちがう」

　学生からは、よく耳にする言葉である。特に、実習を体験し始めたばかりの頃に多くみられる。まず、何がどのようにちがうのかであるが、実際に基本を踏まえた介護がなされていない場合と現場での方法に至ったプロセスを学生が理解できていない場合とのギャップが想定される。最初の例をあげると、「食事介助のときに目線を合わせて介護がされていない。上から食べ物がおりてくる」ことや「車いすの移動介助時に手を離さなければならなかったとき、ブレーキをかけていない」等である。これらは、忙しさのあまりつい基本が守られていない現実を目の当たりにした学生の意見でありもっともである。このような場合には、「良い」「悪い」だけにとらわれず、なぜ現場ではそのようになってしまうと考えられるのかや利用者にとってどうなのかを問題提議するとよい。それは、職員の資質が関係するのか、職員数や業務量とのアンバランスさから生じてしまうのか、入所者の重介護による負担からくるものなのか等である。そこで何が必要なのかといった課題への論議や、基本を守らないと何がいけないのかといった実践の根拠を復習する機会に変えていくとよいのではないかと考える。仮に、基本を阻む課題があったとしたらどのように解決方法を見出すことができるのか、議論を発展させて欲しい。他方で、学生が現場での方法を理解していない場合や学校での教育がすべてであり基本をどのように人によって応用させるべきかがまだわからない場合、このような発言がなされることがある。これは、どの部分で基本が適用でき

ていないのかを明確にし、実際に基本を忠実に提供できる状況あるいは状態像なのか
を考えてみる必要がある。もし、不可能であるなら、他の手段や方法はあるのかを考
えてみると、そうせざるを得ない根拠や、基本を応用した個別介護の展開がそこには
なされているという理解ができる場合がある。個別性を考慮すれば人を介護するうえ
で当然、さまざまな制約が生じることは念頭にいれておかなければならず、柔軟な思
考と創造力や技術力も、また専門職にとっては不可欠な資質といえよう。頭ごなしに
正誤を判定するのではなく、今の介護に至った理由を考えぬくことが大切になる。

参考文献

・障害者福祉研究会編（2002）「ＩＣＦ　国際生活機能分類－国際障害分類改定版－」中央法規出版，p9

・日本認知症ケア学会編（2004）「認知症標準テキスト　認知症ケアの基礎」ワールドプランニング，p66

・大川弥生（2005）|介護保険サービスとリハビリテーション－ＩＣＦに立った自立支援の理念と技法－」中央法規出版，p3-9

・大川弥生（2005）『特集：高齢者の「生活機能」を高める　ケアチームの共通言語"ICF（国際生活機能分類）"』コミュニティケア　VOL07 No.05，p12-18

・上田敏（2006）『ICF（国際生活分類）の理解と活用－人が「生きること」「生きることの困難（障害）」をどうとらえるか』萌文社，p15-27，p44-49，p60-69

・中島朱美（2007）「介護福祉実習評価における現状と課題（第1報）－第一段階実習終了後の学生アンケート調査からみる一考察－」介護福祉教育12（2），p73-80

・川延宗之編（2008）「介護教育方法論」弘文堂，p199-201

・介護福祉養成講座編集委員会編（2009）「新・介護福祉士養成講座9 介護過程」中央法規出版

・中島朱美（2010）「介護実習評価の現状と課題（第2報）－介護実習全段階をとおした実習終了後の学生自己評価アンケートと施設評価の結果からみえてきたこと－」介護福祉教育15（2），p69 - 76

様式資料

添付資料：記録用紙　様式3〜10

様式3	施設概要

〇〇大学〇〇学部〇〇学科

学籍番号：　　　　　　　氏名：

実習施設名 （設置主体・種別）	
設置年月	
基本理念	
入所者数（内訳）	名（　男性　　名　　女性　　名　）

施設の特色

週間予定（日課）		レクリエーション活動等
月曜日		
火曜日		
水曜日		
木曜日		
金曜日		
土曜日		
日曜日		

年間行事予定			
1月		7月	
2月		8月	
3月		9月	
4月		10月	
5月		11月	
6月		12月	

様式4

実習日誌

○○大学○○学部○○学科

学籍番号：　　　　　　　　氏名：

実習施設：

令和（　　）年（　　）月（　　）日　実習（　　）日目		
配属先		担当職員	

本日の目標

実習スケジュール	
時間	実習内容

目標に対する達成状況

本日の実習の振り返り

指導者の助言
指導者氏名

様式5

プロセスレコード

学籍番号：
実習施設：

〇〇大学〇〇学部〇〇学科
氏名：

対象者名：　　　　　　　　　年齢（　　）歳　（　　）性

関わりの場面の状況：

対象者の言語および行動	援助者の考えや思い	援助者の言語および行動	関わりをとおして感じたこと

様式6－① アセスメントシートⅠ（基本情報）

〇〇大学〇〇学部〇〇学科

学籍番号：　　　　　　　　　　氏名：
実習施設：

対象者：		性別	男性・女性	年齢	（　　）歳
要介護度	要支援1・要支援2・要介護1・要介護2・要介護3・要介護4・要介護5				
障害高齢者の日常生活自立度	自立・J1・J2・A1・A2・B1・B2・C1・C2				
認知症高齢者の日常生活自立度	自立・Ⅰ・Ⅱ・Ⅱa・Ⅱb・Ⅲ・Ⅲa・Ⅲb・Ⅳ・M				
障害程度区分					
障害等級および手帳の有無					
疾患名					
支援にあたって留意すべき事項					

入所の経緯	入所年月：　　　年　月　　入所前の住居：

家族構成（ジェノグラム）	施設での暮らし方：
（特記事項）	

施設でのケアプランの概要

生活課題：

長期目標：

短期目標：

88

様式6-② **アセスメントシートⅡ（情報収集）**

〇〇大学〇〇学部〇〇学科

学籍番号：　　　　　　　　　　　　氏名：

1．ICFの概念に基づく情報				No
心身機能 身体構造		精神機能		
		感覚機能と痛み （視覚・聴覚等）		
		音声と発話の機能		
		運動機能 （麻痺・拘縮・関節 可動域・筋力等）		
		身体内部の機能		
		その他の機能		
	機能・構造障害			
活動	ADL	起居動作		
		歩行		
		移乗		
		移動		
		整容		
		更衣		
		食事		
		排泄		
		入浴		
	IADL	調理		
		掃除		
		洗濯		
		買い物		
		金銭管理		
		服薬管理		
		外出		
		その他		
	活動制限			

参加	リハビリテーションへの参加		
	レクリエーション活動		
	行事への参加		
	地域交流		
	役割の確保		
	いきがい		
	趣味や楽しみ		
	日中の活動		
	その他		
	参加制約		
環境因子	人的環境		
	物的環境		
	社会的環境 （経済的側面含む）		
	阻害因子		
個人因子	生育歴・職業		
	ライフスタイル		
	価値観 ・ 性格		
	その他		

２．本人と家族の主観

本人の思い	
家族の思い	

３．本人との関わりから得た情報

月　日	

４．職員から得た情報

月　日	

５．その他の特記事項

　　　　アセスメントシートⅢ（生活課題の統合・分析）

〇〇大学〇〇学部〇〇学科

学籍番号：　　　　　　　　　　　　氏名：

1．対象者の状態像（総合）		
心身機能 身体構造	−	
	＋	
活動	−	
	＋	
	活動制限	
参加	−	
	＋	
	参加制約	
環境因子	−	
	＋	
	阻害因子	
個人因子	−	
	＋	

２．生活課題の統合・分析

①	生活課題につながる情報の統合化	根拠となる 情報の番号
	生活課題の分析	

②	生活課題につながる情報の統合化	根拠となる 情報の番号
	生活課題の分析	

3．現在の状態が継続された場合の今後の予測

4．生活課題

5．支援目標
長期：   短期：

6．期待される効果

様式7　　　　　　　　**介護計画シート**

○○大学○○学部○○学科

学籍番号：		氏名：	
対象者：　　（　　歳　　　性　　）		担当学生：	

長期目標	
短期目標	

優先度	支援内容	日時（頻度）	場所
1			
2			
3			

介護計画実践・評価シート

○○大学○○学部○○学科

学籍番号：　　　　　　　　　　　氏名

実践項目	実施日	実践内容と状況	対象者の反応と評価

様式9 **介護計画の考察（振り返り）シート**

○○大学○○学部○○学科

学籍番号：　　　　　　　　　　氏名：

実習の振り返り

○○大学○○学部○○学科

学籍番号：　　　　　　　　　　氏名：

実習施設：

指導者の助言

指導者氏名　　　　　　　㊞

おわりに

　今回、このような形で学生・教員・施設職員のためのテキストを作成するにあたり、実践や教育の現場で培った長年の経験をまとめることで、教育者としてのここまでの集大成としたいという思いがあった。また、介護実習は介護福祉士養成課程にとって、特に力を入れなければならない部分であり、この介護実習を困難なことではなく楽しみながら学習してもらうためには、学生にとって実習をすすめるうえで大きなハードルとなる「記録」をいかに負担なく、そして不安なく受け入れてもらえるかということが教育上重要であると感じていた。

　現在、実習先では、実習指導者講習会を受講された指導者も増加しつつあり、介護福祉士養成校と一体化した指導が展開できるようになったことは喜ばしいことである。今後ますます介護従事者の需要は見込まれる。しかしその反面、介護福祉士の離職率も高いといった現実をにらみながら、今後も介護福祉士の育成に現場のスタッフと手を結びながら全力を注いでいきたいと考える。

　是非、多くの学生はもとより、指導にあたる教員や施設指導者の方々に活用していただければ幸いである。

[著　者]

　　中島　朱美（なかしま　あけみ）

　　山梨県立大学　人間福祉学部　福祉コミュニティ学科　教授

　　主な著書

（共著）『介護福祉実習』（みらい）

（共著）『社会福祉援助技術論』（保育出版社）

（共著）『実践と理論から学ぶ高齢者福祉』（保育出版社）

（共編）『子どもの豊かな育ちへのまなざし－スクールソーシャルワーク
　　　　　実践ガイド－』（久美）

（単著）『学生・教員・施設職員のための　わかりやすい介護実習の
　　　　　すすめ方と記録の方法　施設編』（ふくろう出版）

（単著）『社会福祉職の職場ストレスと職場環境改善の視点』（一粒書房）

（共著）『回想アクティビティ　ハンドブック』（すぴか書房）

学生・教員・施設職員のための
わかりやすい介護実習のすすめ方と記録の方法　施設編
3訂版

2011 年 3 月 15 日	初版発行
2015 年 3 月 20 日	改訂版発行
2021 年 10 月 30 日	3 訂版発行

著　者　中島　朱美

発　行　ふくろう出版
〒700-0035　岡山市北区高柳西町 1-23
友野印刷ビル
TEL：086-255-2181
FAX：086-255-6324
http://www.296.jp
e-mail：info@296.jp
振替　01310-8-95147

印刷・製本　友野印刷株式会社
ISBN978-4-86186-841-2 C3047 ©NAKASHIMA Akemi 2021

定価は表紙に表示してあります。乱丁・落丁はお取り替えいたします。